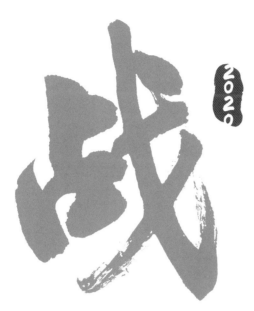

# 战"疫"

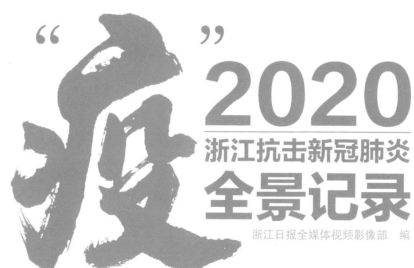

## 2020
### 浙江抗击新冠肺炎
## 全景记录

浙江日报全媒体视频影像部 编

浙江摄影出版社
全国百佳图书出版单位

# 序

## 留下记忆　致敬勇气

2020 年抗击新冠肺炎之役，必将在中国历史乃至世界历史上留下厚重的一页。疫情暴发初期，作为国家卫健委高级别专家组成员，我与钟南山院士等人一起赴武汉调查，后来我又作为浙江支援湖北医疗队的一员驰援武汉抗疫。对于一个参与抗疫过程的医生来说，我很高兴能看见这样一本用影像方式记录浙江抗击新冠肺炎的画册面世，这代表了人们对这次战"疫"过程的整理、追溯、纪念与致敬。

时间过去了四个多月，中国的疫情得到了基本控制。这是我们在以习近平同志为核心的党中央科学有力的指挥下，全国上下众志成城、克难攻坚的结果，体现了我们非凡的勇气和坚强的意志。

新冠肺炎是一种新型突发传染病，来势凶猛，在抗击新冠肺炎的过程中，浙江的防疫工作给人留下了"科学、高效"的良好印象：这里率先启动了重大突发公共卫生事件一级响应；这里创造了动态评估区域疫情风险的"五色图"；这里诞生了全国第一个用数字技术防控疫情的"健康码"；这里有 2018 位白衣战士奔赴湖北支援，不畏艰险，挽救生命；这里还有发出一趟趟包机、包车接民工返浙的各级政府和众多企业，安全有序复工复产，把疫情造成的损失尽量夺回来。在这场"大考"中，浙江一直在积极主动地答题，努力交出高分答卷。这本画册，整理了大量珍贵的、直观的影像资料，留给后来者借鉴。

作为一个亲历者，我在这段时间里，看到了很多感人的场景，听到了很多动人的故事，和此画册的作者、编者一样，我觉得这些都应该被记录。希望等到若干年后，当人们回忆往事，这些记录能帮助人们感受医生、护士、社区工作者、志愿者……每个平凡人在这一大事件中的高光刹那，感受中华民族不屈不挠、愈挫愈勇的精神力量。

向生命致敬，向勇气致敬！

李兰娟

中国工程院院士
浙江大学医学院附属第一医院
传染病诊治国家重点实验室主任
国家临床医学研究中心主任
树兰医疗发起人
新型冠状病毒联防联控工作机制科研攻关专家组
国家卫健委高级别专家组成员

2020 年 3 月

# 前　言

　　生命重于泰山，疫情就是命令，防控就是责任。新冠肺炎疫情暴发以来，在习近平总书记重要讲话精神指导下，按照党中央的决策，浙江省委、省政府迅速行动，全面动员、全面部署，打响疫情防控的人民战争、总体战、阻击战。1月23日，浙江省率先启动重大突发公共卫生事件一级响应机制，迅速出台"十个最"的工作举措，囊括了精准排摸、医疗救治、疫情报告、信息发布、技术攻关、物资力量准备等方方面面，通过努力，使疫情得到了控制。根据疫情变化的实际情况，浙江省委又提出并落实"两手都要硬，两战都要赢"系列决策部署，灵活运用高科技手段，创制"五色图"，研发"健康码"，分类施策，精密智控，迅速复工复产……在这场抗击新冠肺炎的战役中，浙江既沉着冷静、科学理性，又出手果断、务求实效，举措和成果可圈可点。

　　本书分为《守护生命》《科学防控》《我的担当》《温情定格》《春回大地》五个篇章，用300幅左右的摄影图片记录浙江全省上下战"疫"过程中的感人瞬间，全面真实地展示各级各条战线和广大人民群众的战"疫"场面：战斗在一线的医务工作者，他们将个人安危置之度外，奋力同病魔搏斗；冲上前线的科技工作者，他们夜以继日，力求尽早研制出抑制病毒的药物……还有为支援疫情防控工作，募集资金、捐款捐物的慈善组织、爱心企业和社会各界人士，日夜值守的社区工作者、警察，赶制防护用品的工人，以及志愿者、快递小哥、自觉居家的百姓……"苟利国家生死以，岂因祸福避趋之！"无论是党员干部，还是普通群众，浙江人纷纷扛起了自己的那份责任，筑起了一座抗击新冠肺炎的钢铁长城，体现了浙江人民众志成城、克难攻坚的家国情怀，也彰显了我们中华民族的伟大精神。事迹可歌，精神可颂，这必将给世人和历史留下一笔丰厚的精神财富。

　　浙江摄影出版社和浙江日报全媒体视频影像部作为宣传文化战线的一分子，扛起了出版人和媒体人的责任与担当，共同组稿、编辑、出版了这部反映浙江防控疫情过程的图册，通过影像为我们的党和人民点赞，致敬守护我们平安和健康的人们，致敬助力疫情防控的爱心人士，也致敬复工路上每一个平凡的劳动者。岁月静好，不过是有人替我们负重前行，感谢你们为我们带来光明与希望。

　　没有越不过的高山，没有等不到的春光，疫情过后，我们必将遇见最美好的季节！

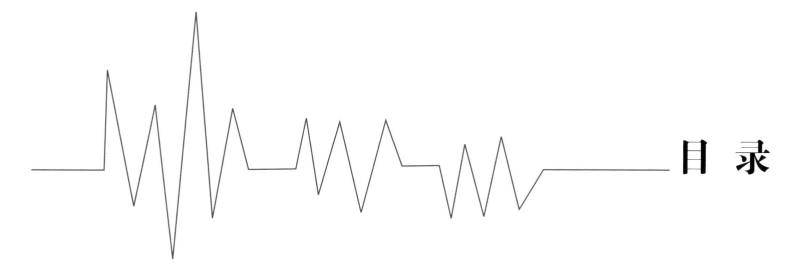

# 目 录

# 第一篇
## 守护生命

2020 年 1 月，新冠肺炎疫情在全国暴发。

这是一场争分夺秒的生命保卫战。每一场特殊战斗，都需要一批英勇的战士；每一次生死搏斗，都会涌现一批无畏的勇士。

疫情发生后，广大医务工作者坚韧不拔，顽强拼搏，无私奉献，展现了医者仁心的崇高精神，展露出白衣战士的无私形象，他们是"新时代最可爱的人"。

沧海横流，方显英雄本色。之江大地上，医务人员知重负重，勇毅前行，夜以继日，勇斗病魔，奋战在抗疫最前线，以科学完善的"浙版方案"和耐心细致的护理，创造了一个个生命奇迹。在杭州，90 多岁高龄患者治愈出院，怀孕 35 周患者顺利产子，一批又一批重症、危重症患者转危为安；在温州，一条条转运救治患者的绿色通道被打通，全省首例确诊患者顺利出院；在台州，率先上线的"新型冠状病毒肺炎防治专线"辐射全国 30 个省（区、市）……

又闻鼙鼓响，策马再出发。一支支精锐之师火速集结、迅疾驰援，为共同打赢疫情防控阻击战英勇奋斗。1 月 25 日，浙江首支医疗队驰援武汉；2 月 12 日，浙江落实对口支援机制，首批支援荆门医疗队出征……浙江共派出了 2018 名医疗队员在湖北抗疫一线作战。

疾风知劲草，烈火炼真金。浙江省疾病预防控制中心跑出"浙江速度"，在全国省疾控层面分离出第一株新型冠状病毒毒株，开通新冠肺炎咨询热线，上线自动化全基因组检测分析平台，将疑似病例基因分析的时间缩短至半小时……

积力之所举，则无不胜也。如今，春天的脚步正翩然而至。

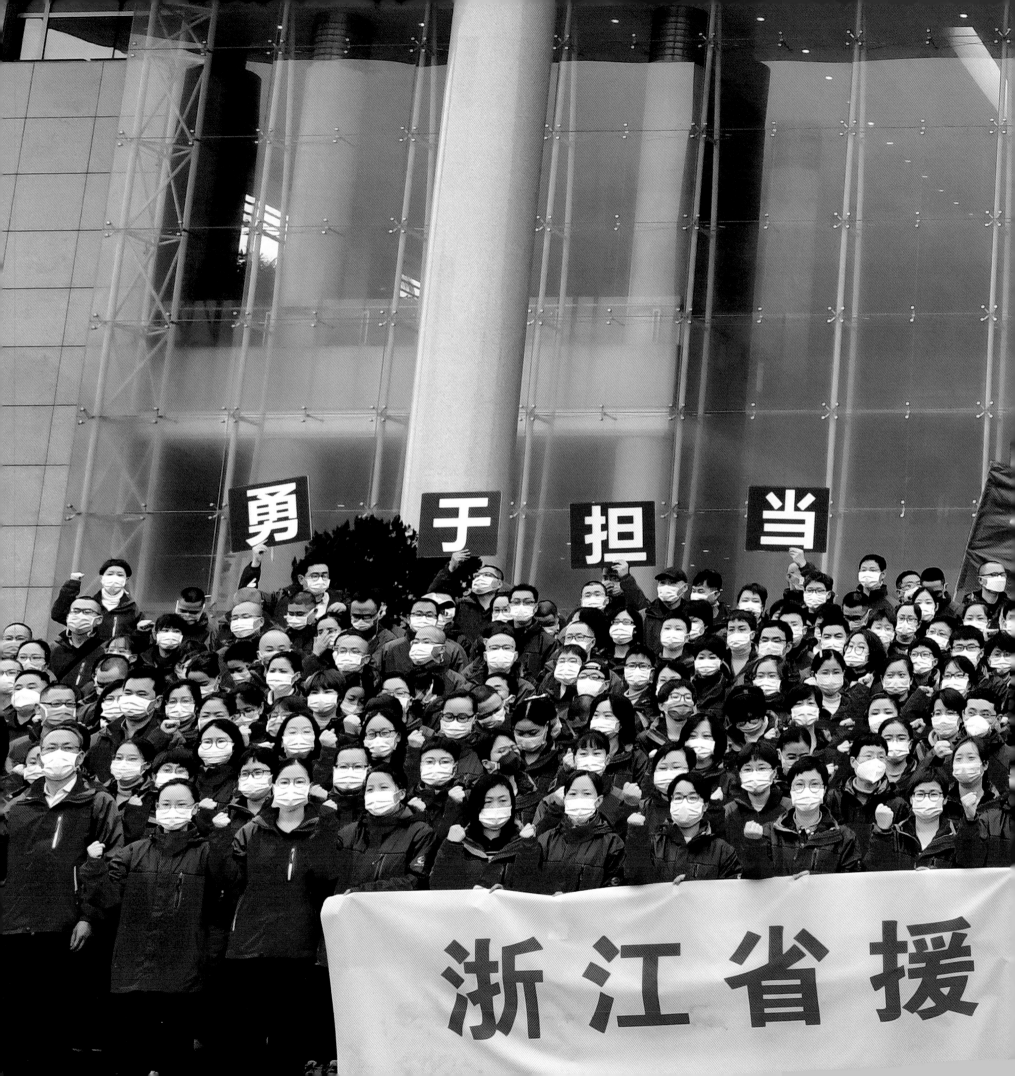

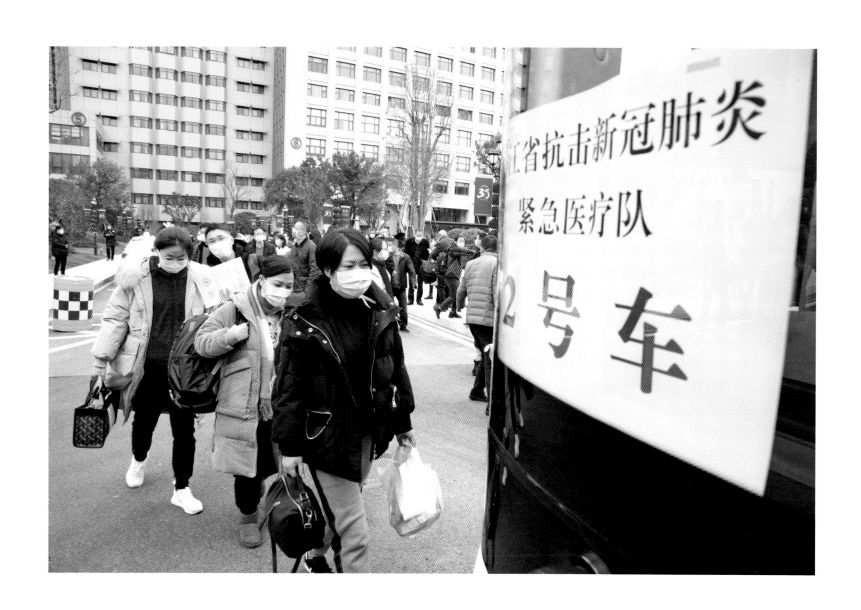

1月28日，浙江省第二批抗击新冠肺炎援鄂紧急医疗队从浙江省人民医院出发，前往萧山机场搭乘客机赶赴武汉。　　徐彦 摄

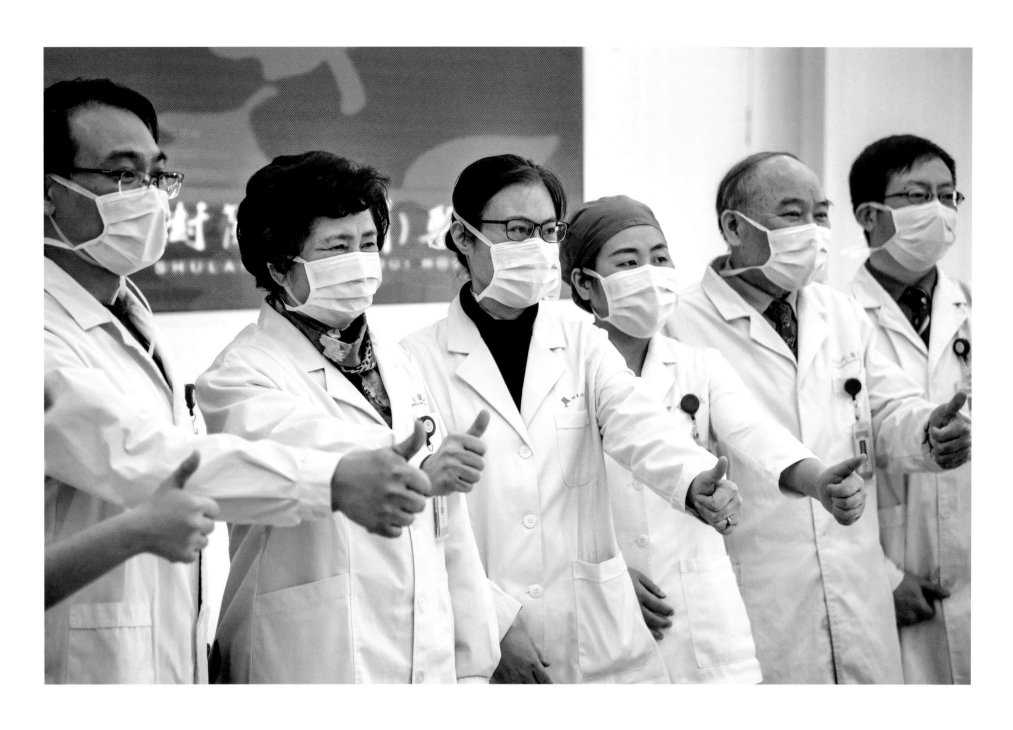

　　2月1日下午，中国工程院院士、国家卫健委高级别专家组成员李兰娟再出发，率领树兰紧急医疗队驰援武汉，抢救危重症病人。
　　　　　　　　　　董旭明　摄

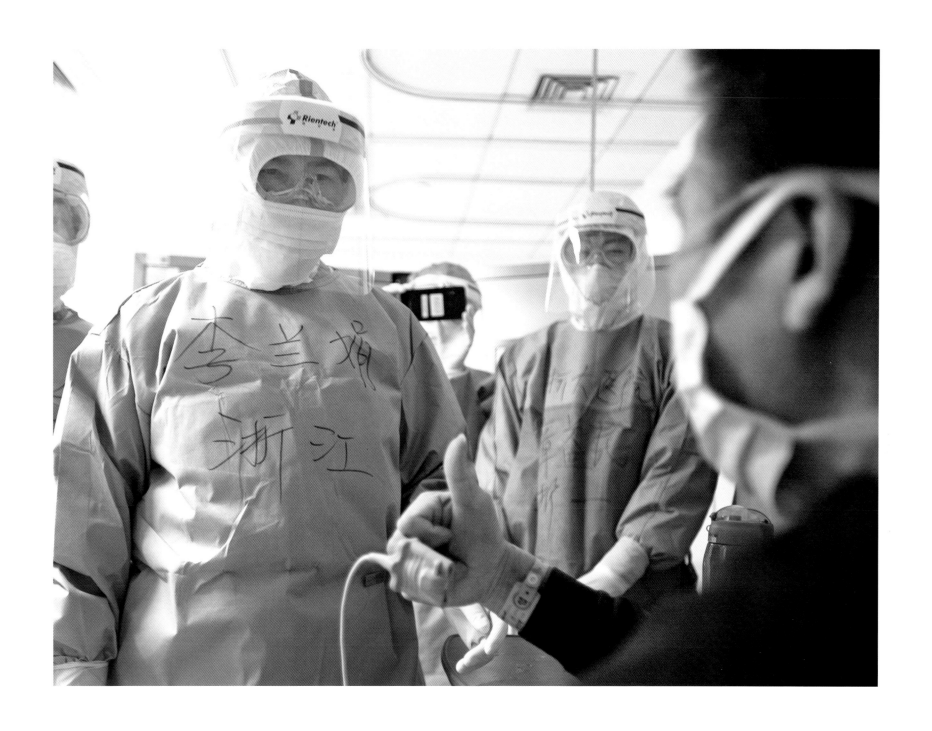

2月2日，李兰娟院士医疗队进驻新冠肺炎重症患者定点救治医院——武汉大学人民医院东院区。他们带去的人工肝、微生态、干细胞三大技术发挥积极作用，在与当地医疗人员的共同努力下，将 ICU 的病死率由原来的 80% 以上降至 15% 以下。

陈洁 摄

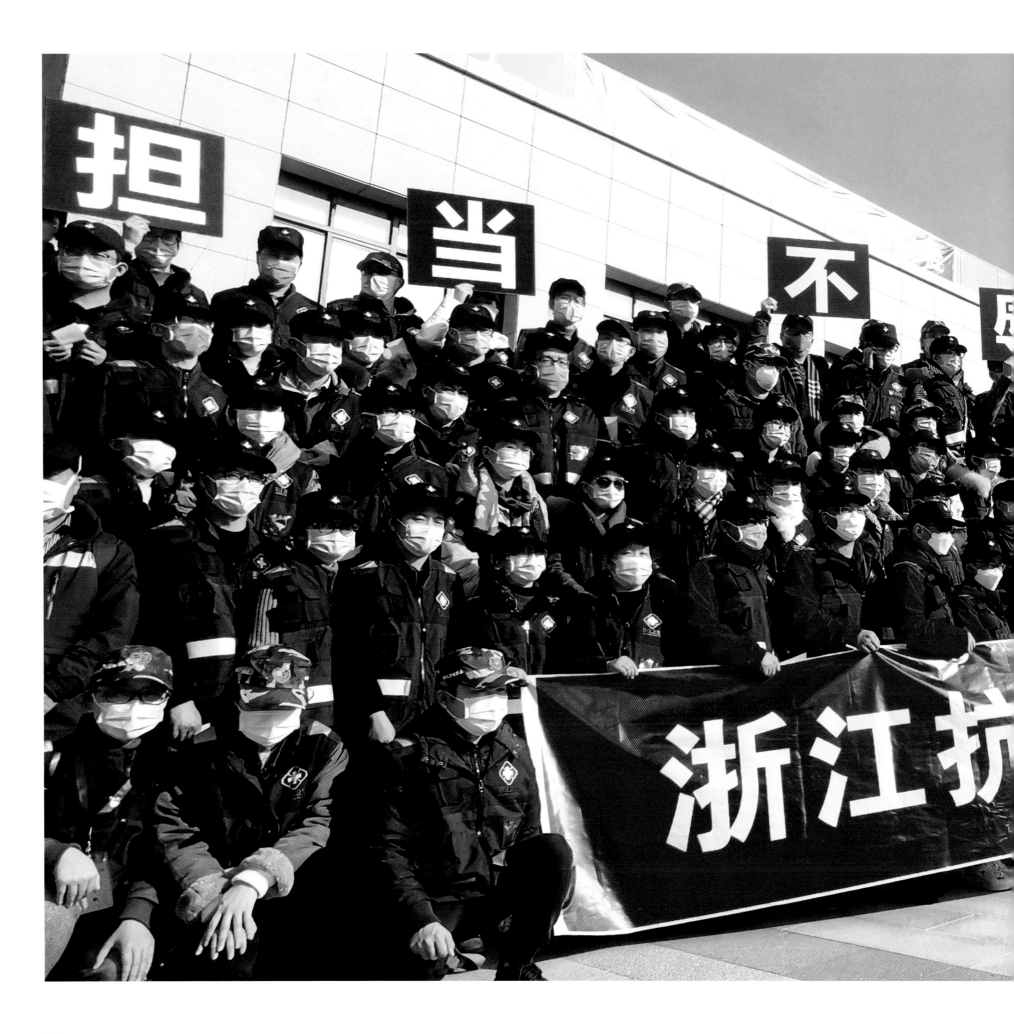

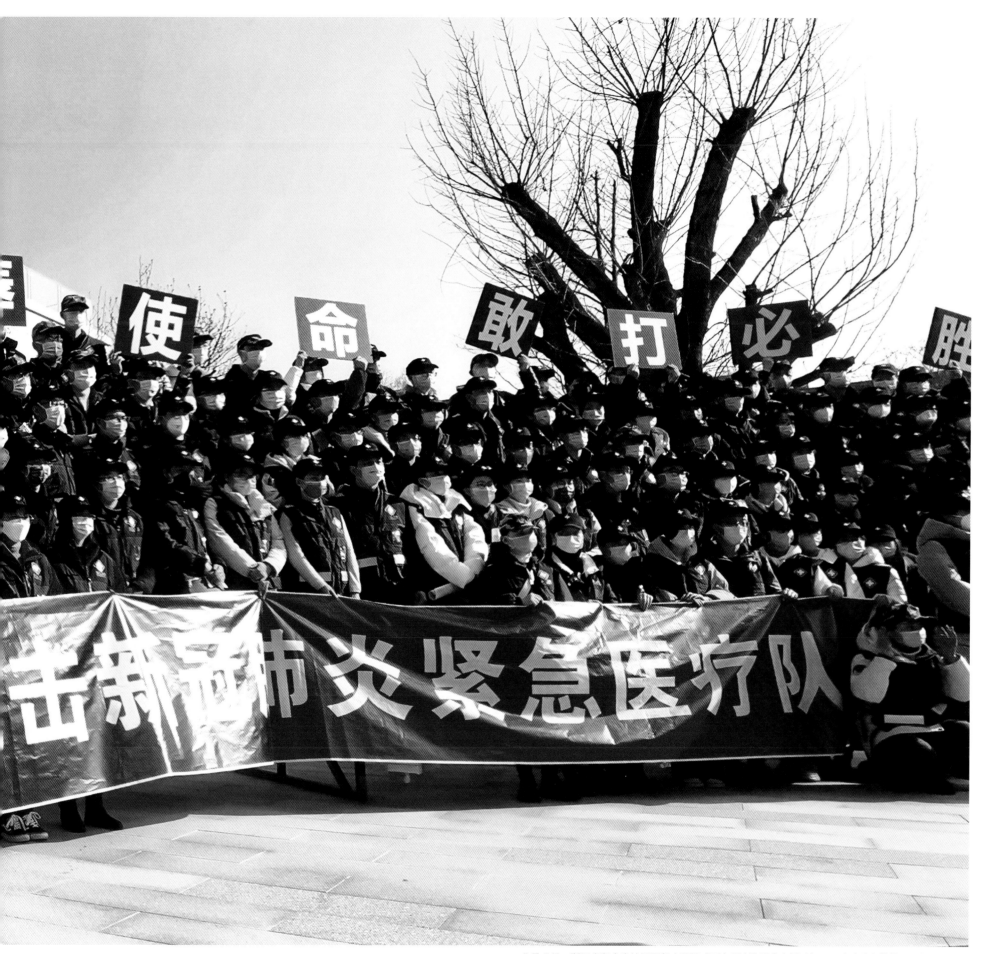

2月9日，浙江省在全省抽调医务人员组成五支医疗队再次支援武汉。医疗队随行携带呼吸机、除颤仪、ECMO 等重症救治设备及其他物资共四十余吨。杭州两支医疗队和宁波两支医疗队，整建制接管华中科技大学同济医学院附属同济医院光谷院区的四个重症病区，开展重症救治工作。王建龙 摄

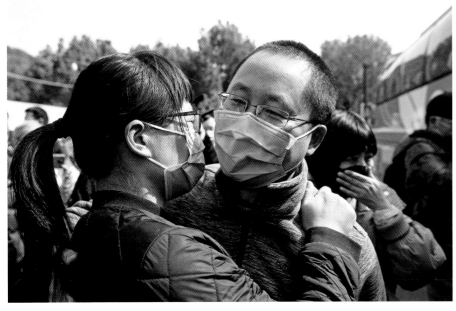

2月9日，淳安县24名医护人员出征武汉。
王建才 摄

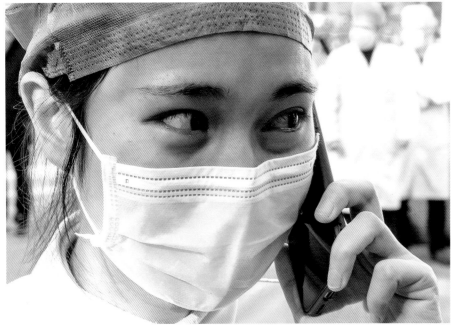

1997年出生的郑春燕是江山市第一批支援武汉的医护人员之一。2月9日出征时，她坚决不让母亲送行，在电话里不停地安慰母亲："放心吧，妈妈，等我平安归来，你来接我回家。"
严林忠 摄

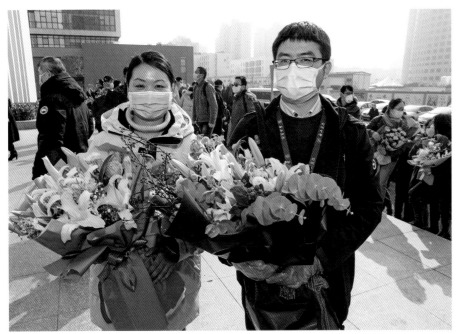

2月9日，舟山20名医护人员作为浙江省第三批援鄂医疗队队员前往武汉。来自舟山市中医院康复针推妇科病区的护士长王赛赛和舟山医院血液内科的副主任医师王辉是一对亲兄妹，他们一起前往武汉战"疫"。
陈永建 摄

2月12日上午，浙江省对口支援湖北省荆门市的首批医疗队37名队员从杭州出发。其中35人为浙大邵逸夫医院的医护人员，另外2人为省疾控中心的公共卫生人员。

董旭明 吕之遥 周素琴 摄

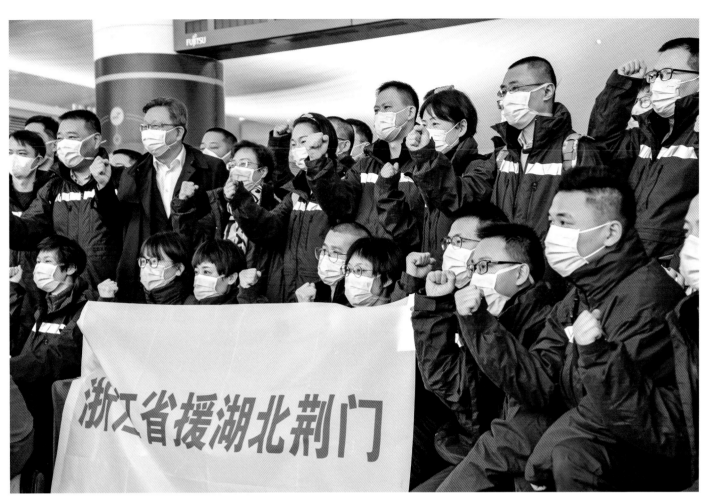

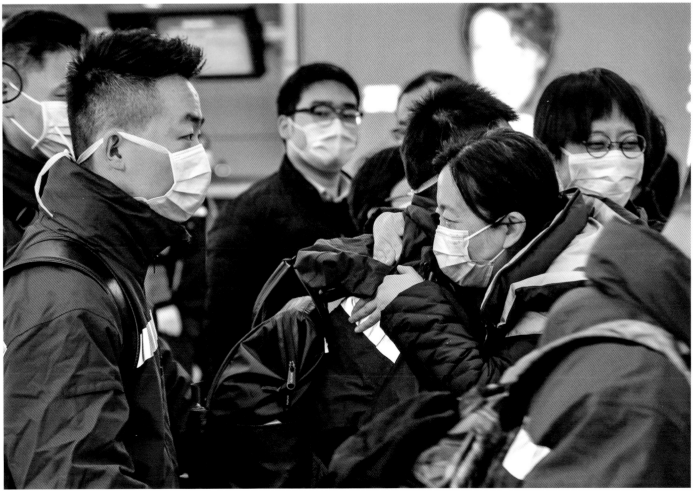

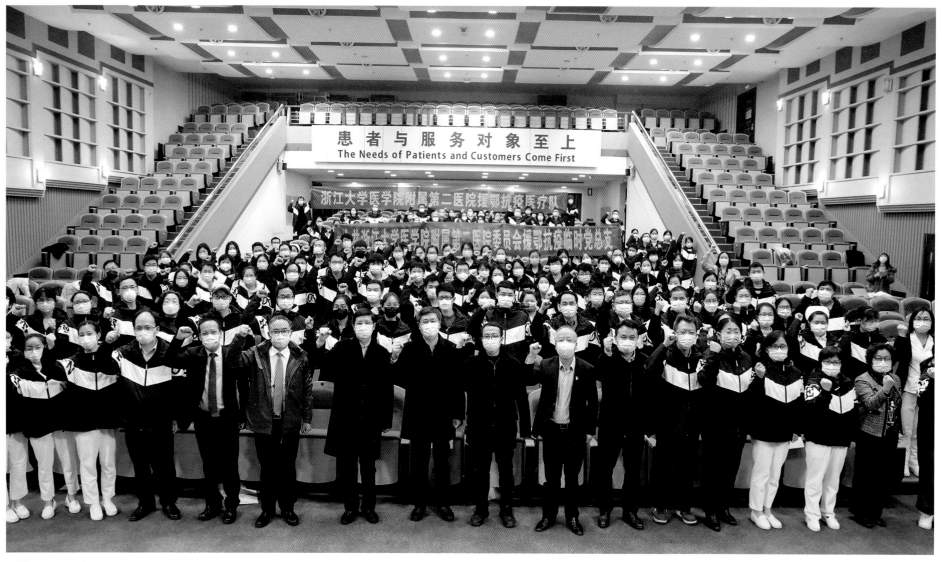

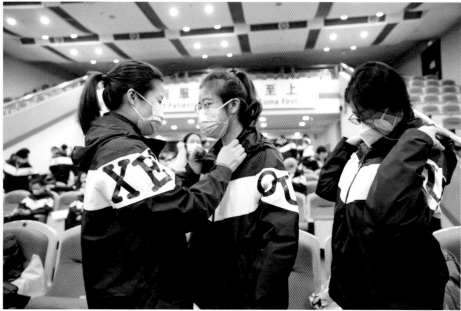

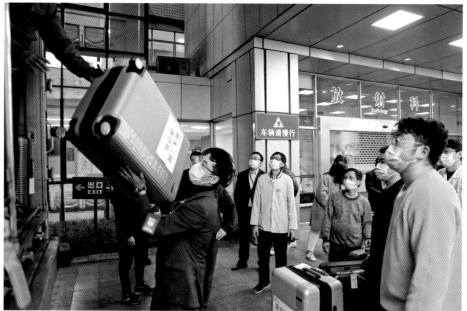

2月13日，浙大一院、浙大二院、浙大邵逸夫医院接到支援湖北的通知，再次安排医护人员和医疗物资驰援湖北。其中浙大二院再次派出171名医护骨干。三家医院的医护人员组成的医疗队于14日出发前往武汉。此次出征的浙江医疗队，整建制接管华中科技大学同济医学院附属协和医院肿瘤中心重症监护室。

周旭辉 摄

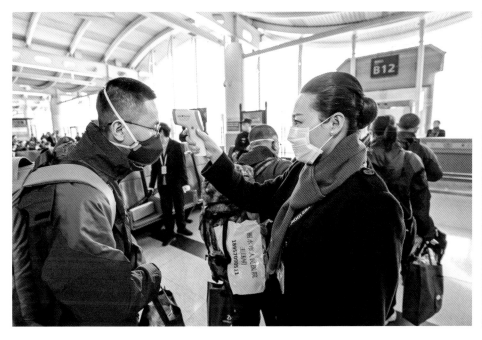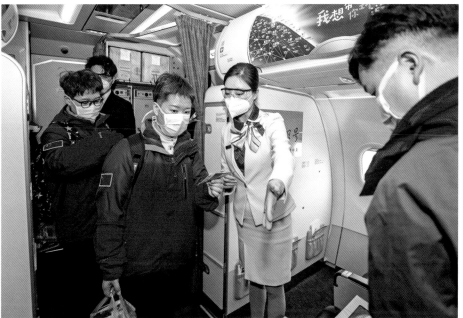

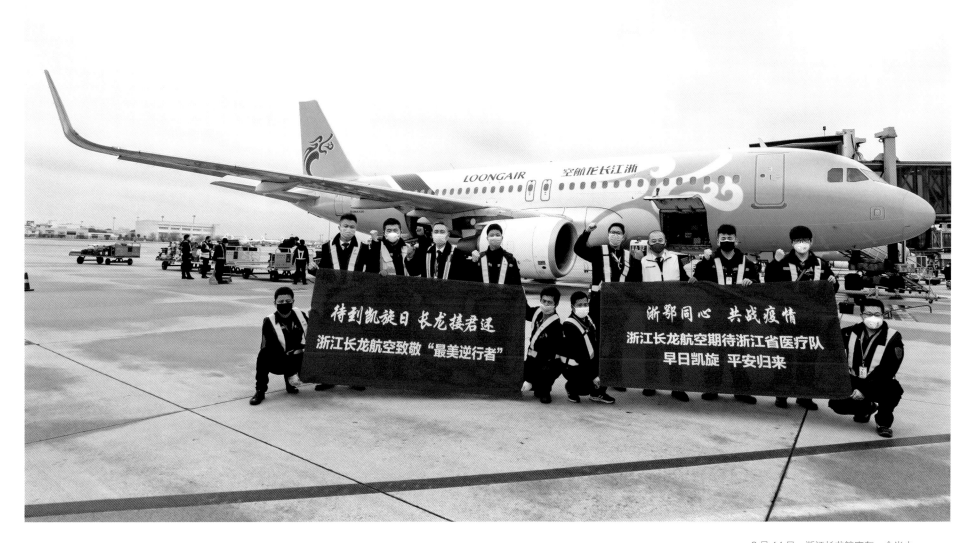

2月14日，浙江长龙航空在一个半小时内执飞4架客机、2架货机，从杭州运送浙江省医疗队的453名医护人员及32.3吨物资前往武汉。　　周旭辉　黄奔　摄

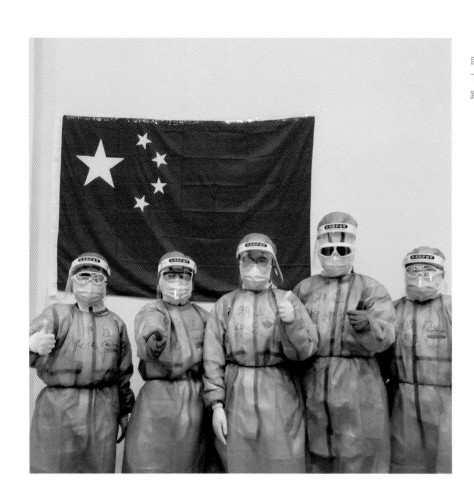

2月16日，武汉黄陂方舱医院。来自湖州市第三人民医院的沈一苗在一线写下入党申请书，表达一心向党靠拢、一心跟党走的心愿，并与同事们在国旗下合影。

范春平 摄

2月17日凌晨，一名长期血透的大伯，因特殊时期还未排上血透治疗，血检验结果提示血钾偏高。正在华中科技大学同济医学院附属协和医院肿瘤中心重症病房值班的浙大邵逸夫医院的医生们评估后予以静脉降钾治疗。图为他们在做穿刺前的准备工作。

范华美 摄

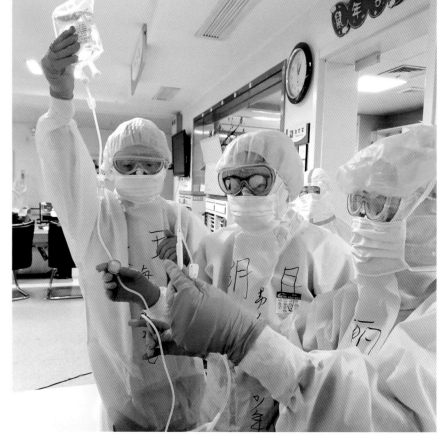

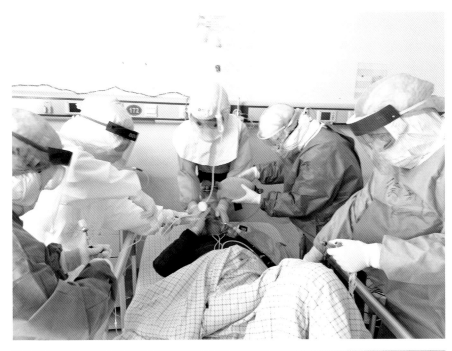

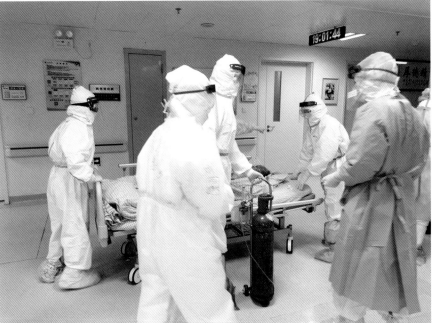

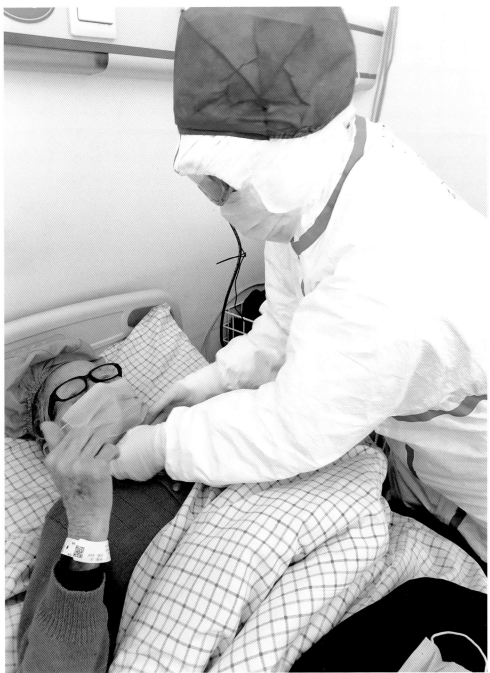

图1　2月17日下午，在华中科技大学同济医学院附属协和医院肿瘤中心ICU，浙大二院医疗队队员为患者实施紧急气管插管。此为浙江省第四批援鄂医疗队收治的首例气管插管新冠肺炎病人。　　　　　　　浙大二院　供图

图2　2月17日，华中科技大学同济医学院附属协和医院，危重症病人夜间入院，浙大二院医护团队严阵以待，将病人快速安全转移至ICU。　　　　浙大二院　供图

图3　2月18日上午，浙大邵逸夫医院援华中科技大学同济医学院附属协和医院肿瘤中心重症病房，护士姚鑫玉在巡视病房过程中发现93岁的老奶奶躺在床上休息，但没有戴口罩。她提醒老人即使在房间里也要戴好口罩保护自己，但老奶奶听不懂普通话，于是她做好手部卫生后帮老奶奶戴好了口罩。　　　　　　　赵娜　摄

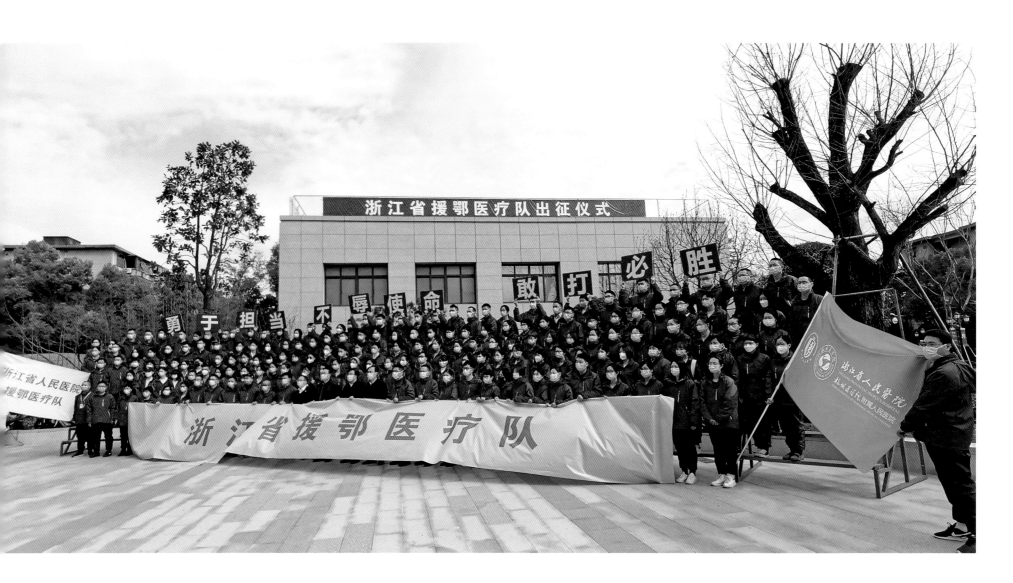

　　2月19日，浙江省组建第五批共计277
人的医疗队，分别从杭州和台州出发驰援湖
北。从杭州出发的是由浙江省人民医院派出
的医疗团队，共172人，随队携带了除颤仪
等设备以及十万余件防护服。　　王建龙 摄

2月19日，从台州出发的是浙江省对口支援湖北省荆门市新冠肺炎防治第二批医疗队。这支医疗队由台州多家医院的105名医护人员组成，携带了约七吨医疗物资。

潘侃俊　摄

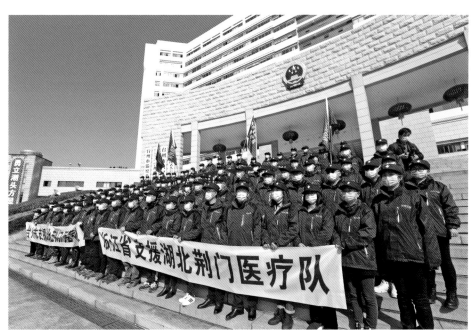

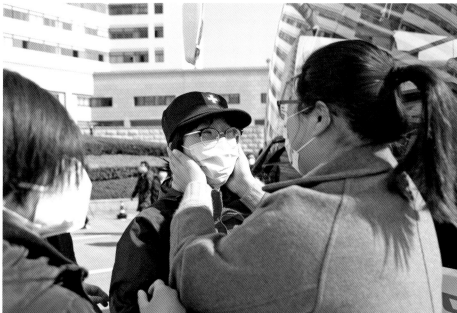

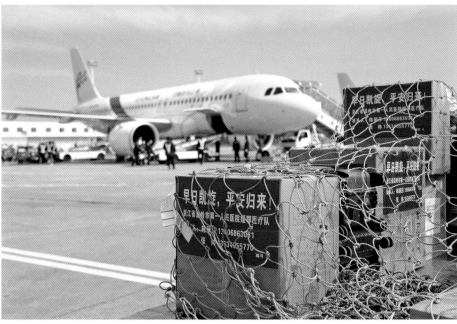

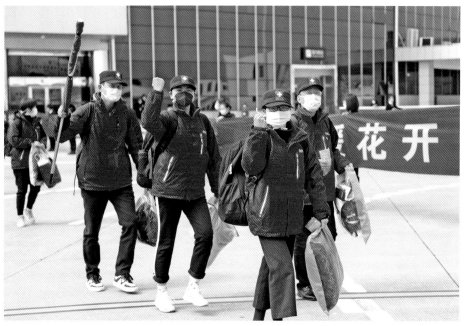

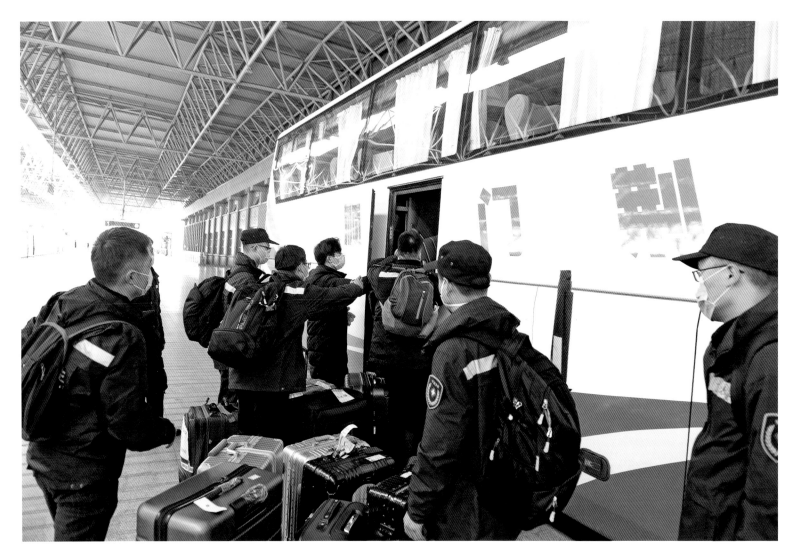

2月23日上午8时许，一支由18名被称为"病毒捕手"的疾控专家组成的浙江疾控小分队前往湖北荆门，他们将按照控制传染病的三大手段，即控制传染源、切断传播途径和保护易感人群三个维度开展工作。当天下午5时许，小分队顺利抵达荆门，迅速投入工作。　胡元勇 摄

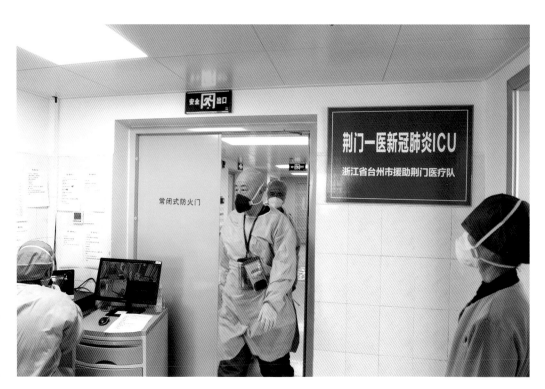

浙江援鄂医疗队用3天时间在湖北省荆门市第一人民医院北院区火速建起了ICU病房，集中收治当地新冠肺炎重症患者。
胡元勇 摄

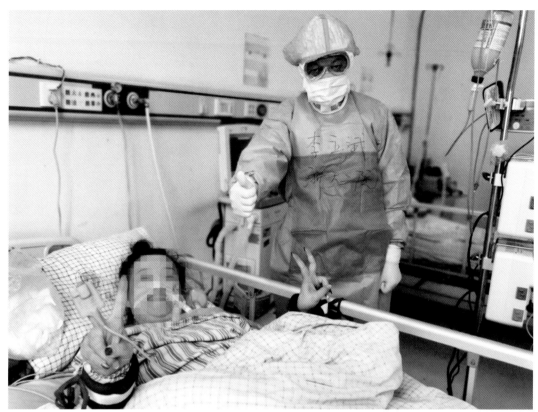

图1 2月26日，在华中科技大学同济医学院附属协和医院肿瘤中心 ICU，浙大二院援鄂医疗组组长李立斌主任与撤除呼吸机的 47 岁女患者开心合影。

浙大二院 供图

图2 在武汉市第四医院，浙大二院医生颜伏归、护士卢燕与患者握手交流，相互问候。

浙大二院 供图

1
—
2

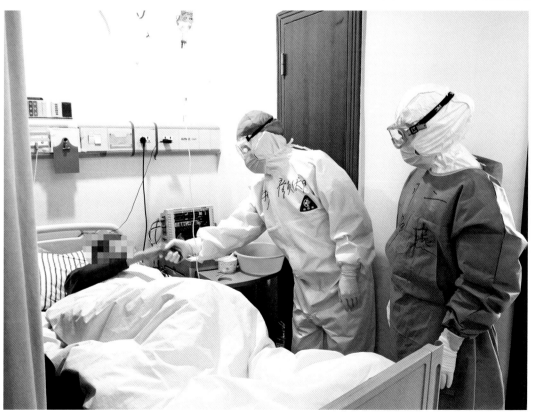

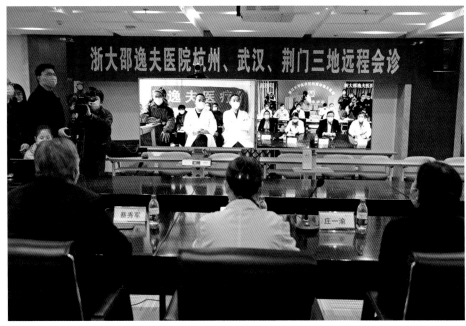
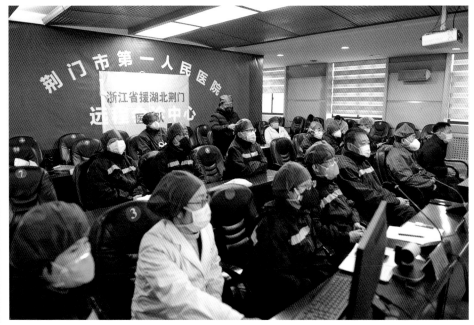
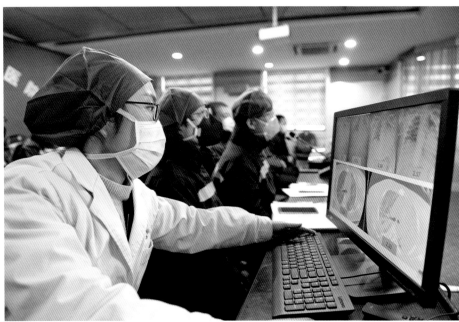
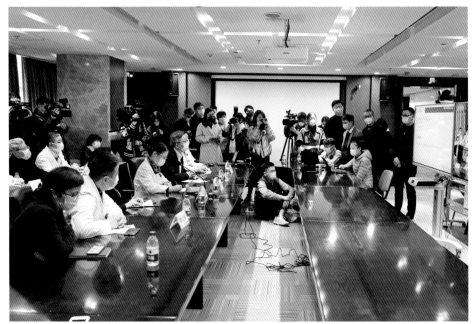

　　2月27日中午，在浙大邵逸夫医院庆春路院区会议室，进行着一场针对湖北武汉、荆门两地新冠肺炎危重症病例的三地同频会诊。

　　杭州、武汉、荆门的医护人员通过三地远程视频连线形式，将邵逸夫医院分布在湖北不同战"疫"一线的专家与后方专家联在一起，共同探讨湖北7例新冠肺炎危重症病例的救治方案。　　胡元勇　周旭辉　摄

浙大一院援鄂医疗队整建制接管华中科技大学同济医学院附属协和医院肿瘤中心重症病区后，2月27日，3名患者治愈出院。　浙大一院 供图

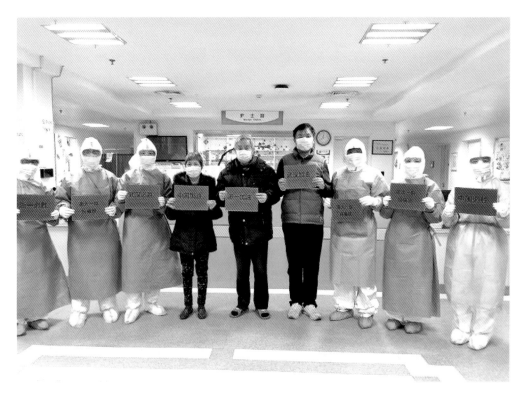

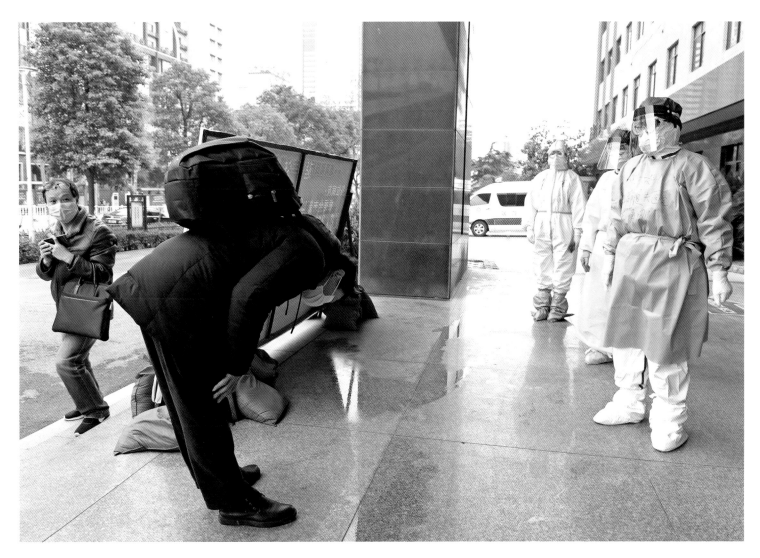

3月3日，湖北省荆门市第一人民医院北院区门诊部门口，36岁的张重生（化名）由衷地向浙江医疗队医护人员深深鞠了一躬。他是浙大邵逸夫医院支援荆门医疗队首个治愈出院的新冠肺炎危重症病人。

胡元勇 摄

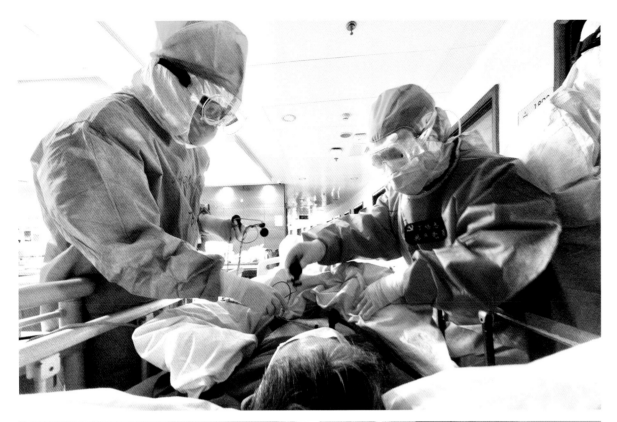

3月6日中午，浙江援鄂医疗队队员把一名瘫痪病人的病床推到走廊里，对病人进行B超和心电图检查。浙江援武汉第一批医疗队负责的武汉市第四医院病区，陆续接收了二十多名从敬老院转来的行动不便的老年患者。这些老人在这里受到了无微不至的治疗和护理。　王坚颖　摄

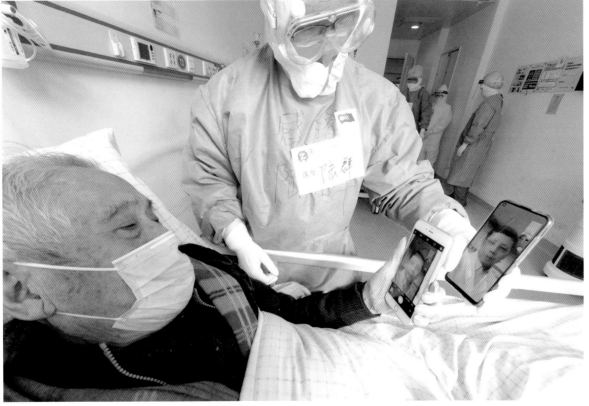

3月14日，华中科技大学同济医学院附属协和医院浙大二院病区传来喜讯：98岁高龄的浙江籍天文学泰斗韩天芑及其87岁的夫人吴静琳战胜新冠肺炎，可以出院了。

"韩老，您感觉还好吗？常回家乡看看！"浙大二院院长王建安在杭州通过微信视频，向出院前的韩天芑夫妇送上诚挚的祝福。韩天芑老人伸出大拇指，点赞浙大二院医护人员，并约定："活到100岁，到浙江来看你们！"当天也是浙大二院援武汉医疗队出征"满月"之日。　王坚颖　摄

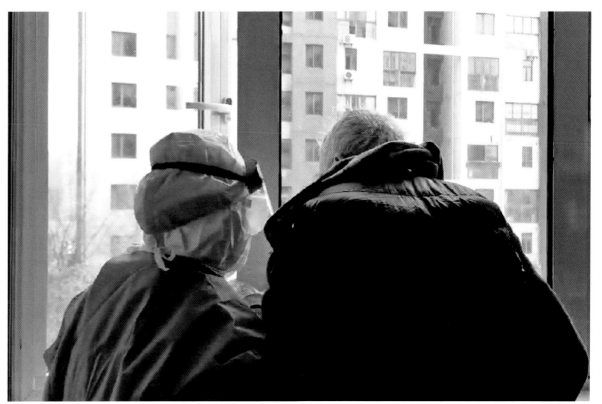

3月11日，浙大二院"最小的娃"余赛婷，陪华中科技大学同济医学院附属协和医院肿瘤中心 ICU 最年长的患者韩天芑看窗外花开。　浙大二院　供图

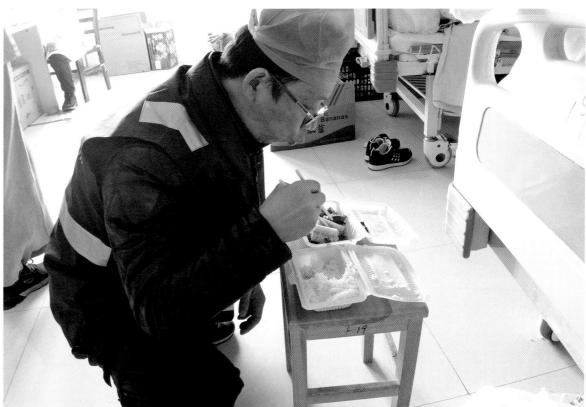

在武汉市第四医院浙江接管的病区里，一名来自杭州市第三人民医院的医生蹲在地上匆匆吃午饭。　郑振浅 摄

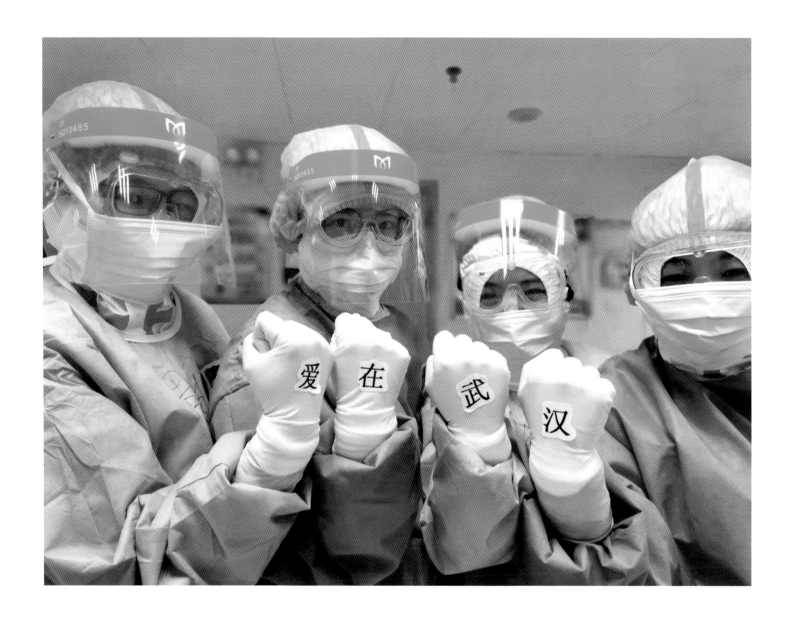

3月15日，浙大二院医疗队整建制接
管的华中科技大学同济医学院附属协和医
院肿瘤中心重症监护室休舱，医护人员在
安全运送最后12名患者转院后，在奋战了
整整一个月的重症监护室内合影留念。

浙大二院　供图

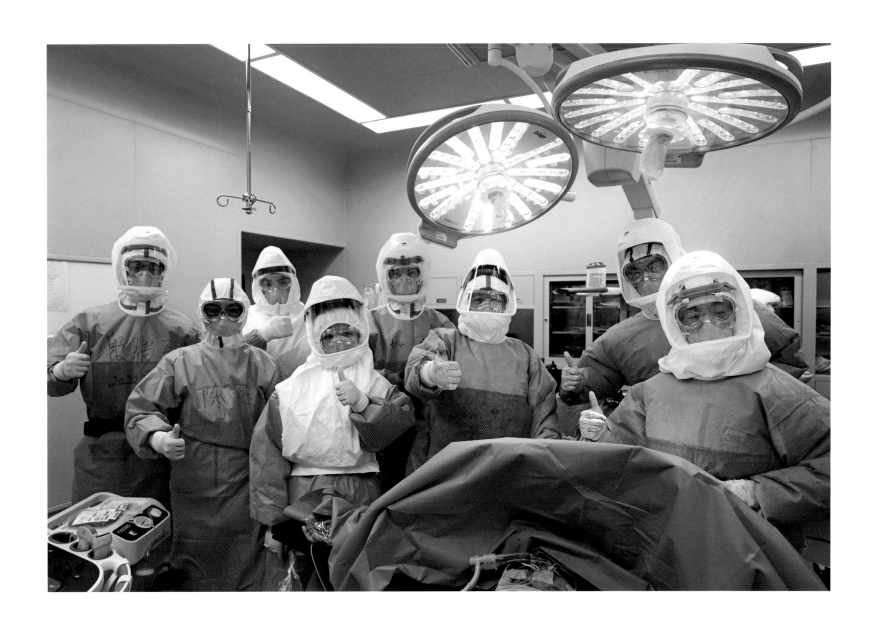

3月1日，浙大一院完成全球首例老年新
冠肺炎患者肺移植手术。　　浙大一院 供图

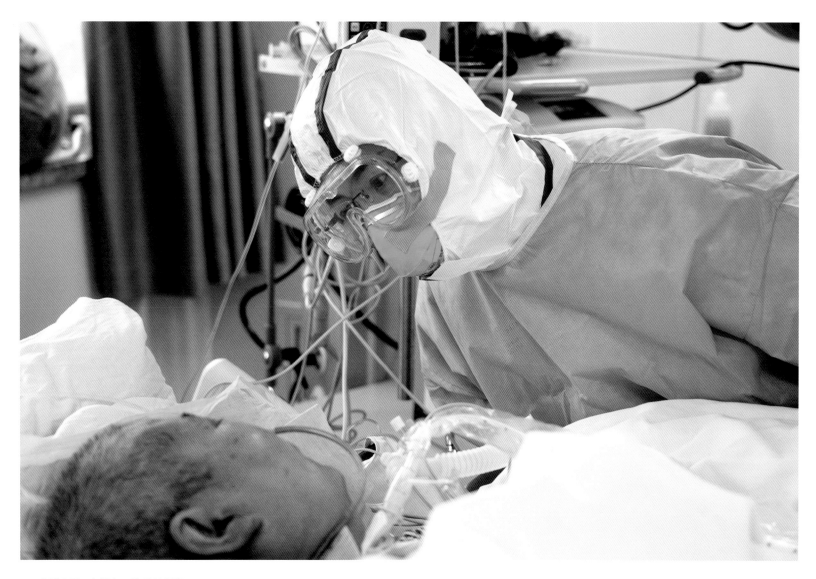

3月5日，在浙大一院ICU隔离病房里，医护人员正在床边为新冠肺炎患者做清醒评估，不停地喊患者的名字。 浙大一院 供图

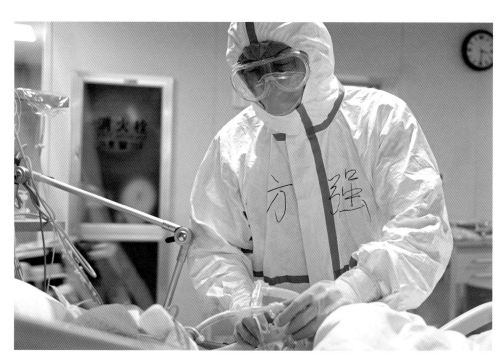

3月3日，浙大一院综合监护室主任医师方强在ICU隔离病房查房。看到床上的患者，他喃喃自语："要快点好起来！" 浙大一院 供图

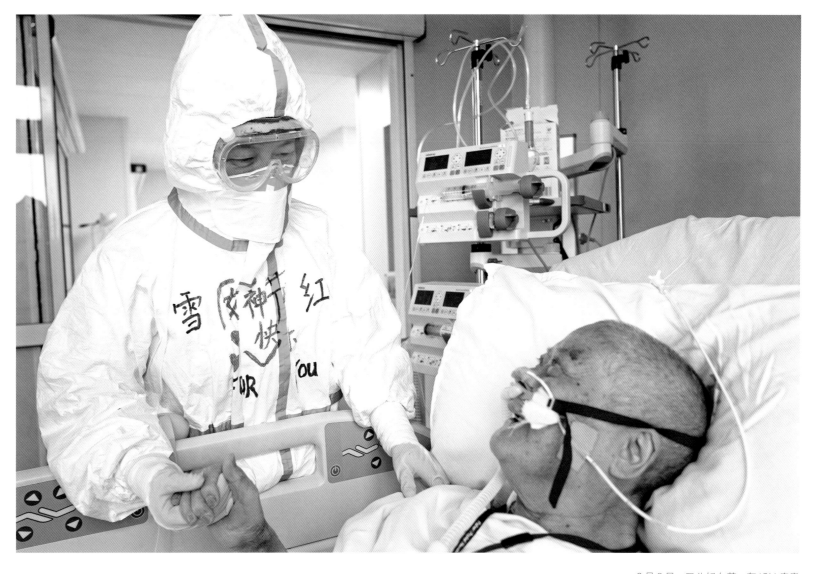

3月8日，三八妇女节，在 ICU 病房隔离的病人向浙大一院抗疫一线的医护人员表示感谢。　浙大一院 供图

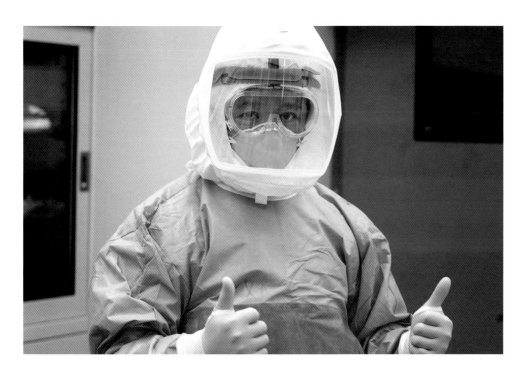

3月8日，浙大一院肺移植科主任韩威力，历时 12 小时，成功为一名 70 岁的新冠肺炎患者实施肺移植手术。此手术难度高，风险大。　浙大一院 供图

在脱下口罩的那一刻，医护人员满脸尽是压痕，但她们却笑得无比开心。

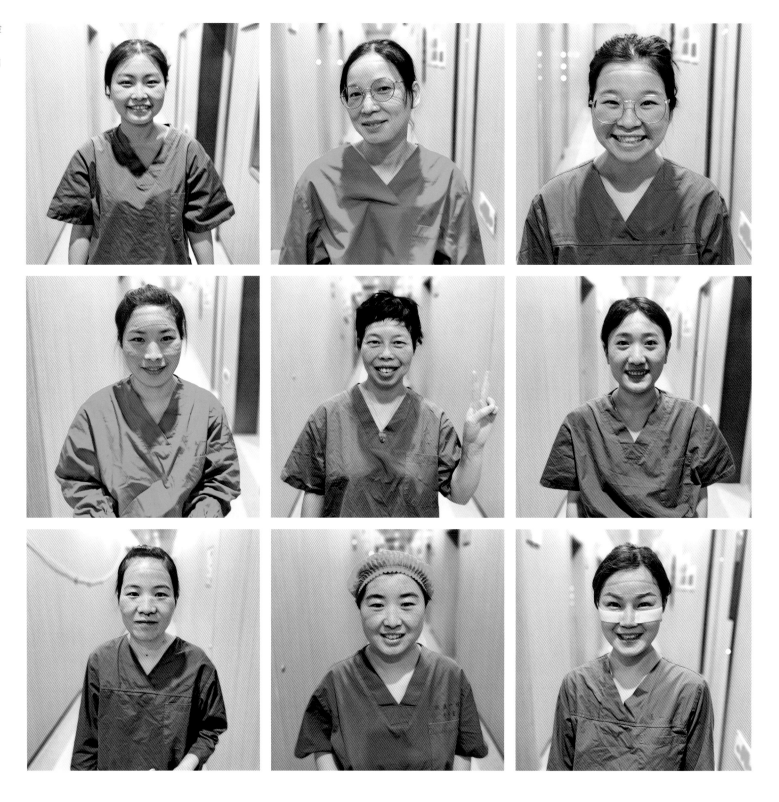

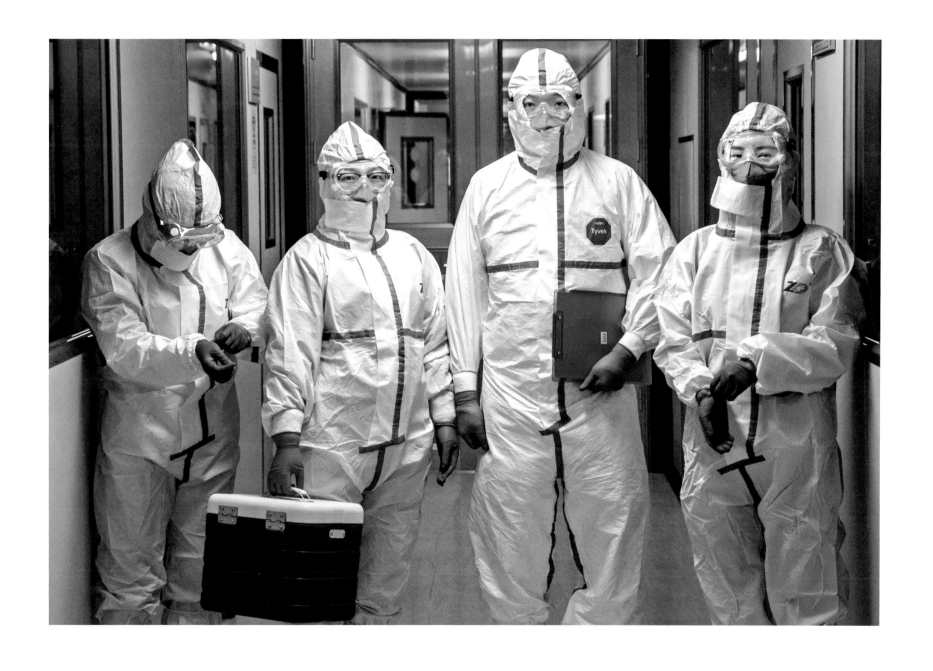

丽水市疾控中心微生物实验室 24 小时
灯火通明，微生物检验科的工作人员一直
坚守在岗位。　　　　高金龙 摄

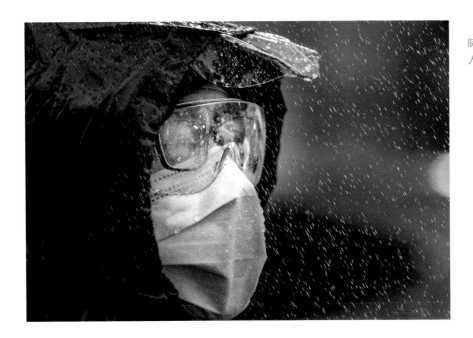

2月5日，金华市婺城区塔石乡卫生院的医务人员，冒着风雨去返乡居家隔离人员家里进行医学指导。　傅卫明 摄

2月13日，慈溪市中西医结合医疗健康集团的医生孙炬丰、护士熊小红对已确诊患者的密切接触者进行体温和临床症状监测并记录。　许坚 摄

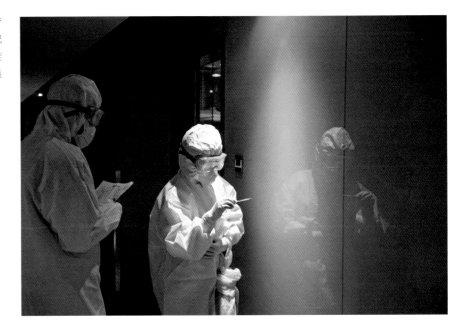

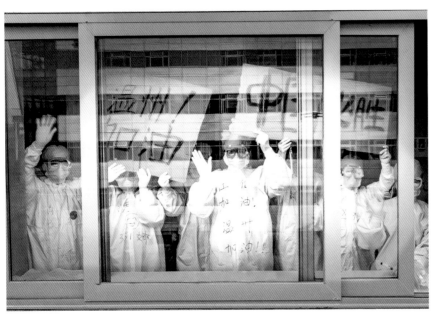

2月17日，温州医科大学附属第一医院隔离病房。用无人机在窗外航拍，依然能感受到重症医疗团队那勇者挺身前行的气势。　汪炜健 摄

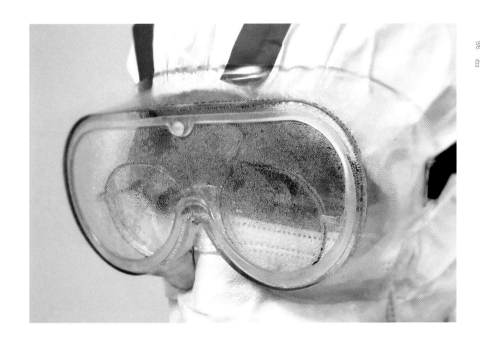

在宁波市定点收治新冠肺炎患者的隔离病房里，由于长时间工作，护士们戴着的护目镜上布满了水珠。　孙志亮 摄

丽水市中心医院医技第一党支部的女党员们，利用午休时间为抗疫一线的医护人员精心制作"中药香囊"。　陈泳伟 摄

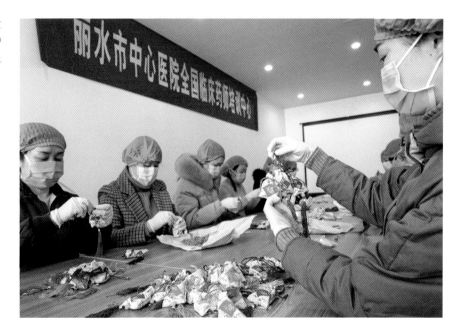

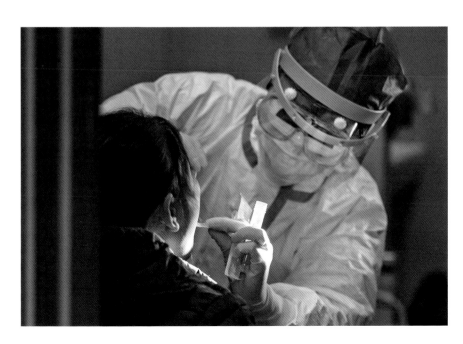

温州医科大学附属第一医院的医生在为病人做咽拭子检查。　郑晓风 摄

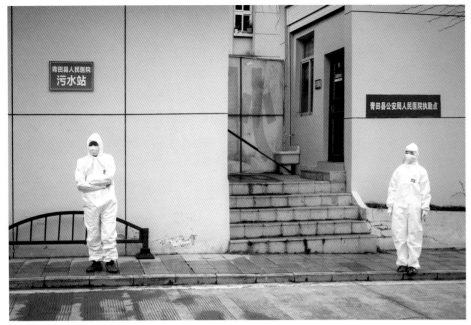
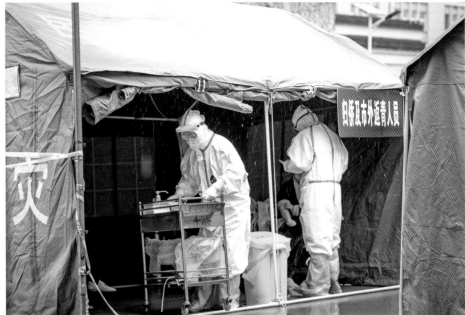
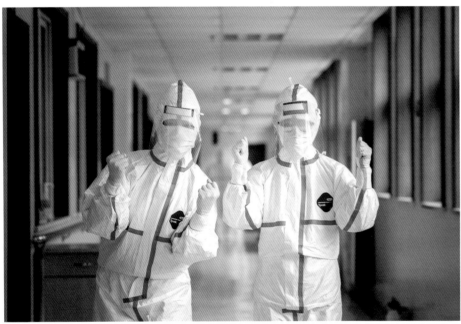
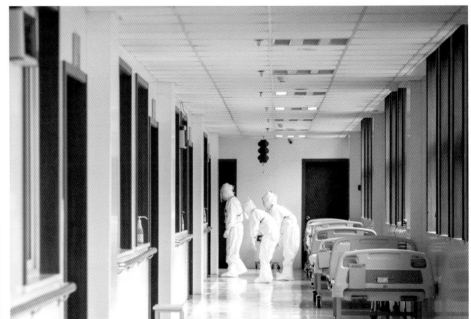

　　青田，作为我国著名的侨乡，是防控境外疫情输入的最前沿。青田县人民医院的广大医护工作者始终坚守一线，日日夜夜不曾松懈。　　　　徐海琴 摄

|   |   |
|---|---|
| 1 | 2 |
| 3 | 4 |

　　图1 救护车的驾驶员与跟车医生出车归来，静候再出发指令。

　　图2 两名医护人员为归国华侨做检测。

　　图3 两名护士进入隔离病房前的可爱留影。

　　图4 隔离病房。接近换班时间，病房内的护士喊着"好累"，不约而同弯下腰，以缓解腰背酸痛。

台州市疾控中心 PCR 实验室，检测人员正在忙碌着，试剂配制、核酸提取、核酸扩增、核酸检测、报告分析等检测程序有条不紊地进行。病毒核酸的提取是整个过程中最危险也最关键的环节，需要严格地在生物安全柜中进行，以防止含有病毒的气溶胶溢出，一旦处理不当，检测人员就会暴露在危险之中。

检测人员穿上密不透风的防护装备，注意力高度集中，不到1个小时就汗流浃背，呼吸防护面罩上布满水汽，其间还不能吃东西、喝水、上厕所，这些对于检测人员的体力、耐力无疑是严峻考验。潘侃俊 摄

图1　一个试剂管上写有代表新冠肺炎病毒的"冠"字。
图2　台州市第一例新型冠状病毒核酸阳性标本就是由这个实验室检出的。
图3　生物危害区与洁净区只有一门之隔。
图4　一次检测下来手套里全是汗水。

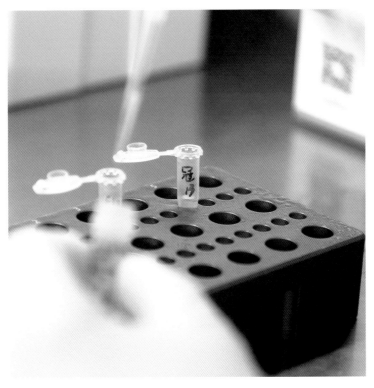

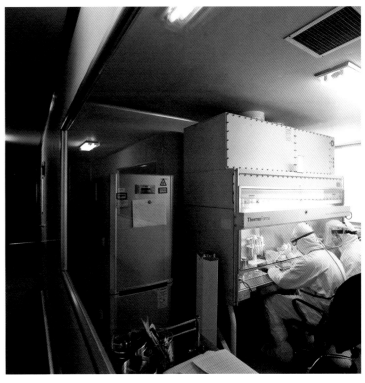

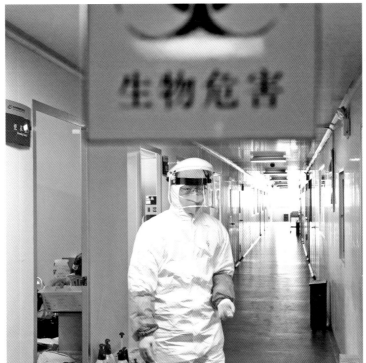

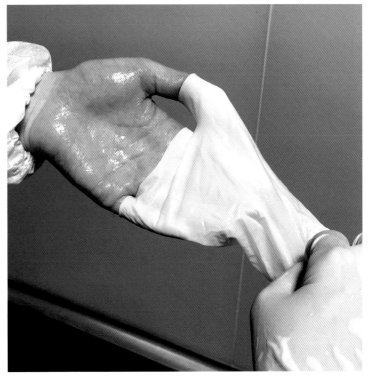

| 1 | 2 |
|---|---|
| 3 | 4 |

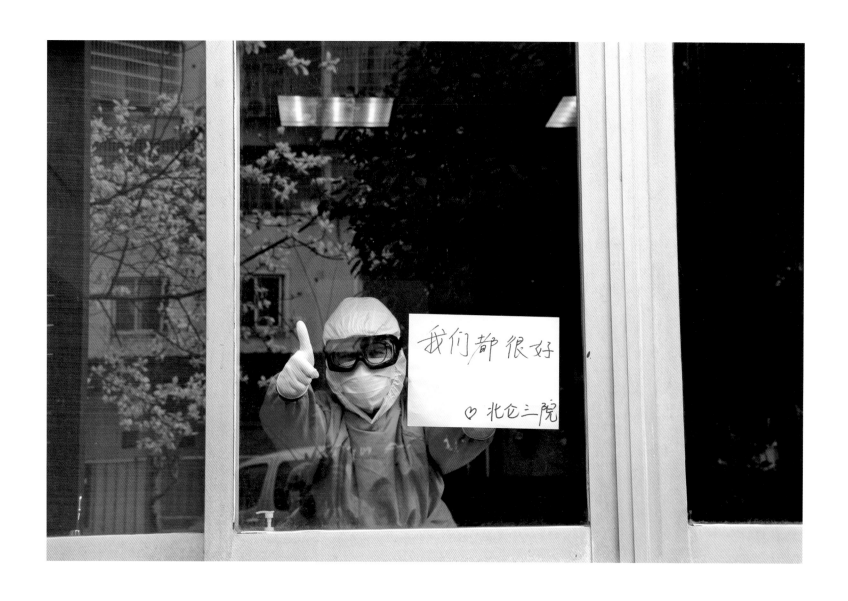

宁波北仑区第三人民医院发热门诊的一名护士，隔窗写下"我们都很好"几个字，让同事放心。　　曹梅 摄

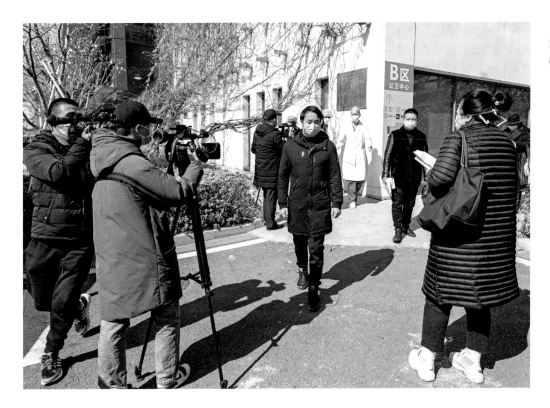

2月1日，温岭市新型冠状病毒肺炎首例治愈患者，在台州市公共卫生医学中心出院。　　朱海伟 摄

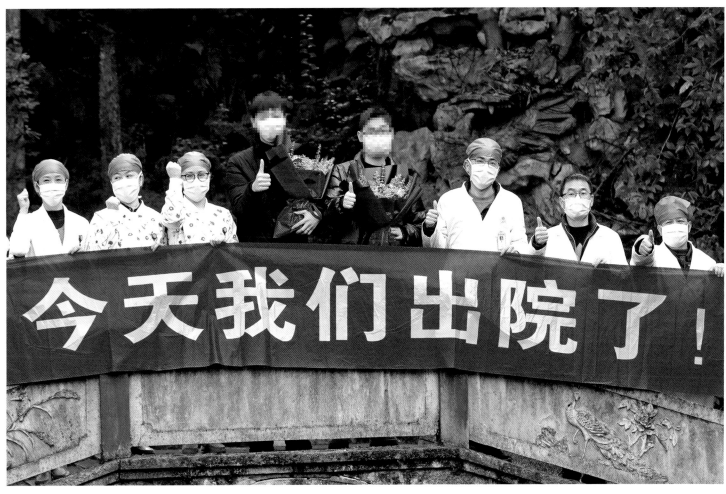

2月10日，德清县人民医院乾元院区，2名新冠肺炎患者治愈出院。　　王正 摄

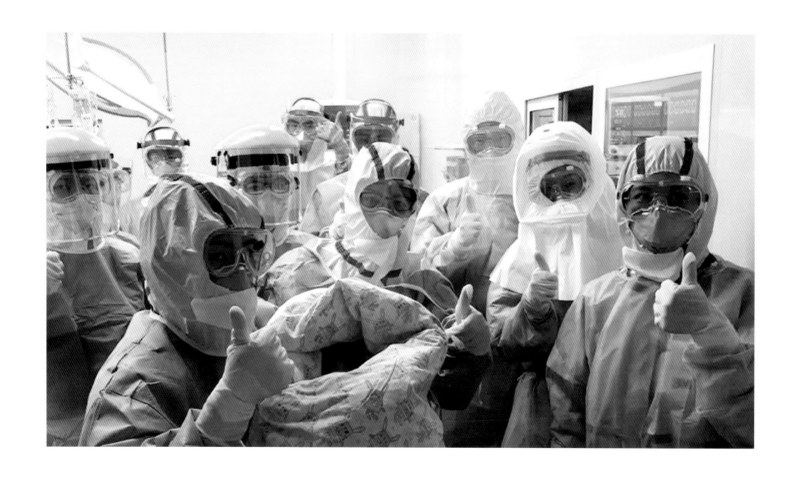

　　2月8日，元宵节。浙大一院之江院区一名怀孕35周患新冠肺炎的孕妇顺利生产，母子平安，孩子取名"小汤圆"。他身上凝聚着大家对新生和团圆的美好愿望。

浙大一院 供图

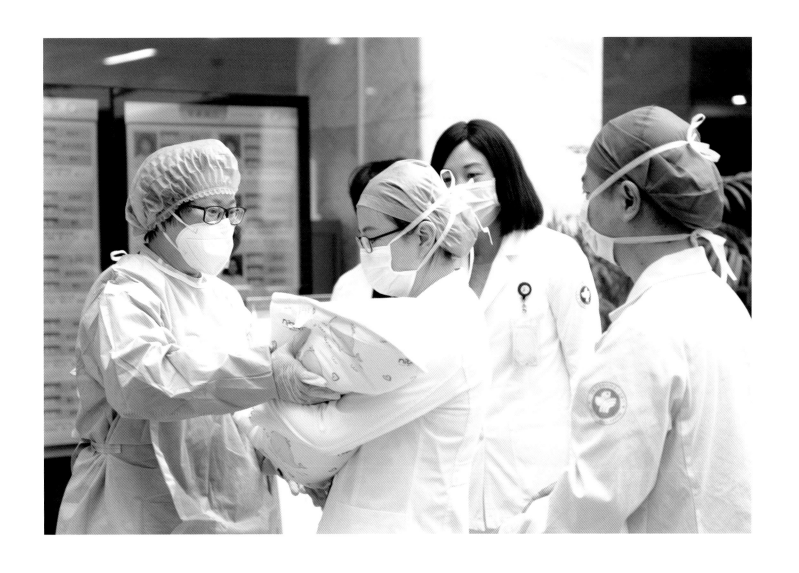

2月24日，出生17天的元宵宝宝"小汤圆"，在浙大儿童医院滨江院区健康出院。

王建龙 郑文 摄

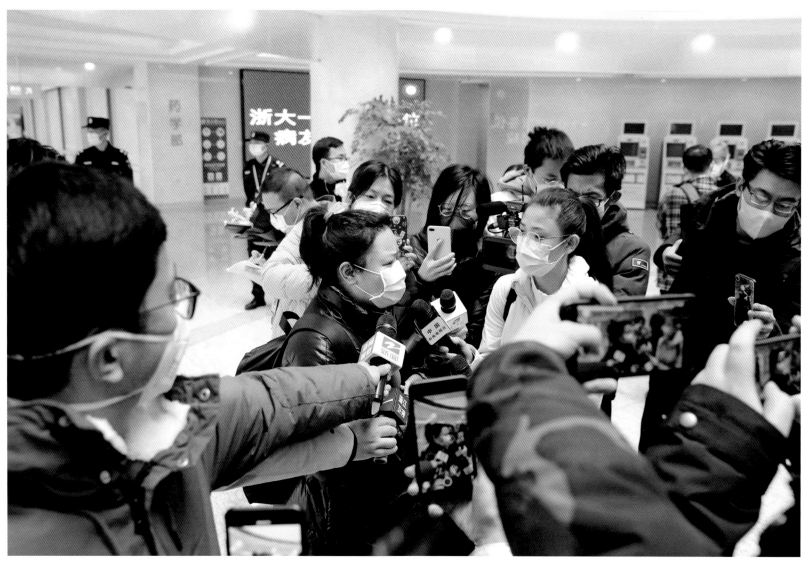

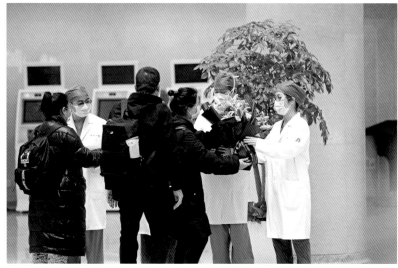

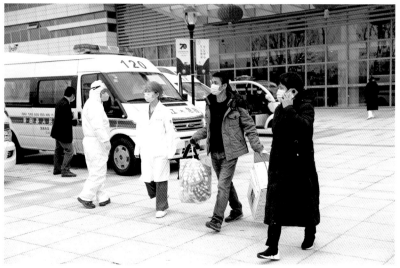

　　2 月 12 日，浙大一院又有 12 名新冠肺炎患者治愈出院，其中包括 8 名重型患者。重型患者中有 1 例是浙大一院于 1 月 19 日收治的第 1 例确诊患者，还有 1 例是怀孕 27 周的孕妇。　　魏志阳 李震宇 摄

2月17日，浙大一院之江院区又一批12名新冠肺炎患者治愈出院，包括2名危重型患者。 李震宇 摄

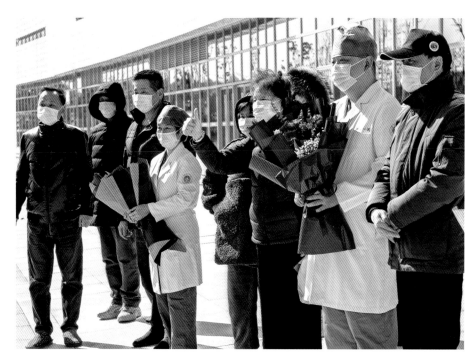

2月20日，浙大儿童医院滨江院区，何先生从医生手里接过治愈出院的孩子菁菁（化名）。菁菁是浙江省年龄最小的新冠肺炎患者，收治时仅3个多月大。 徐彦 摄

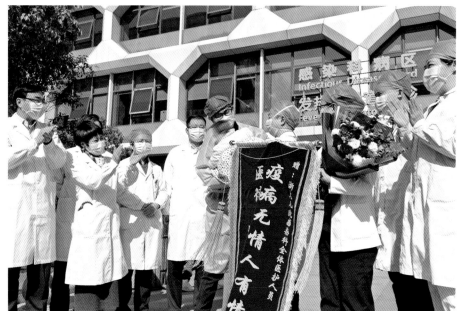

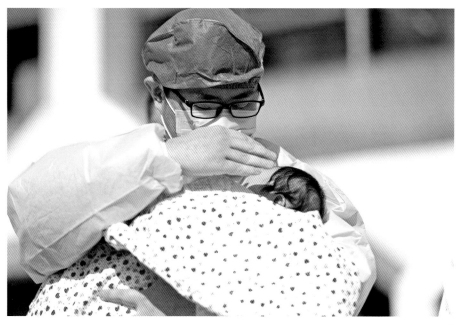

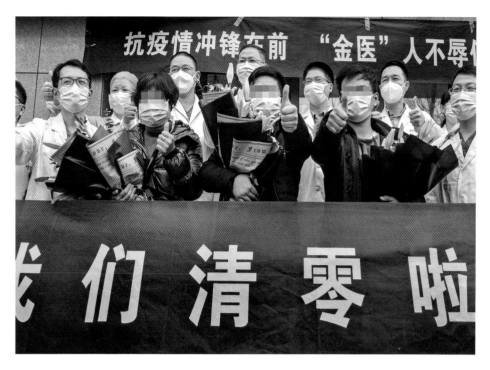

2月27日，金华市中心医院最后3名新冠肺炎患者治愈出院。至此，该院新冠肺炎确诊患者全部出院。　　胡肖飞 摄

2月28日，浙大一院又一批6名新冠肺炎患者治愈出院。出院患者中，危重型1例，重型4例，普通型1例。他们中住院时间最长的24天，最短的11天。

　　　　　　　　徐彦 李震宇 摄

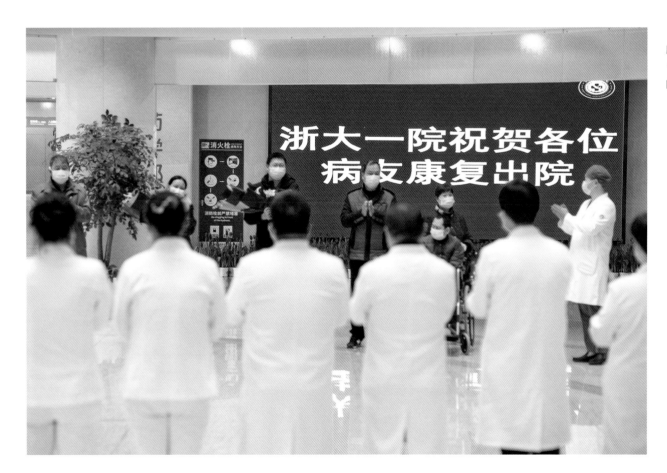

3月1日，浙大一院之江院区首批进入隔离病房抗击新冠肺炎的56名医护人员出舱，集体赴安吉县进行隔离休养。

夏鹏飞 摄

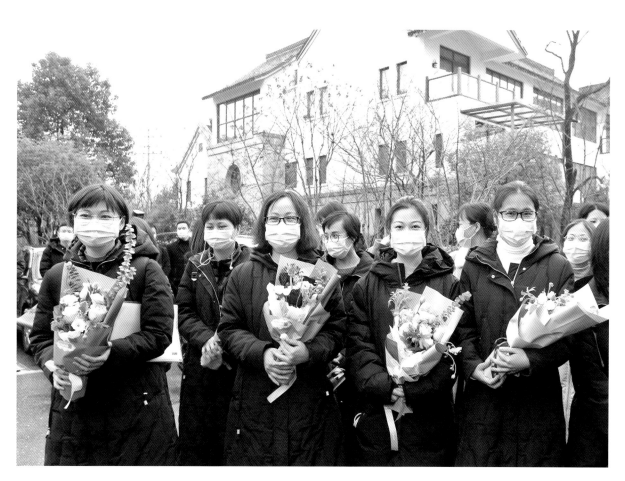

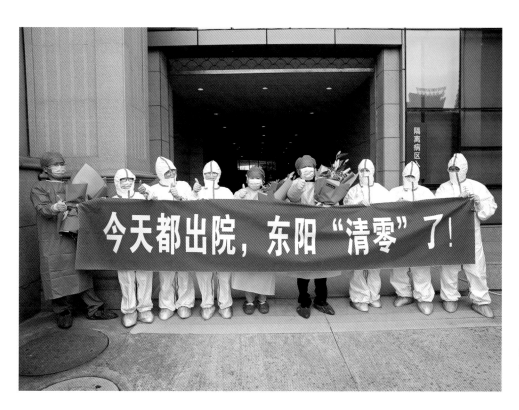

3月2日中午，东阳市最后2名新冠肺炎患者在医护人员的护送下，走出东阳市第二医疗救治点隔离病房，顺利出院。

胡扬辉 摄

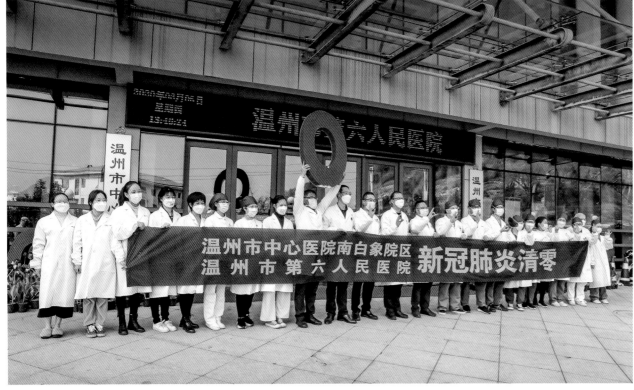

3月5日，温州市中心医院南白象院区（温州市第六人民医院）最后2名新冠肺炎患者治愈出院。　赵用 摄

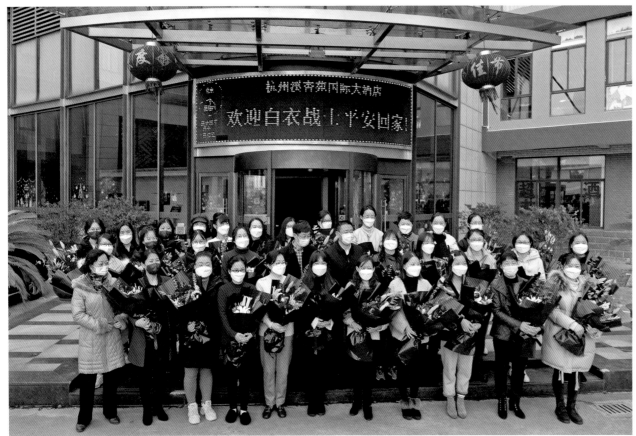

3月5日，杭州市西溪医院第一批进入隔离病房的54名医护人员结束14天隔离。其中除32名医护人员属于西溪医院之外，另外22名医护人员分别来自市一医院、杭师大附院、市红会医院和市中医院。杭州市护理协会赶来慰问，送这些医护人员回家。　徐彦 摄

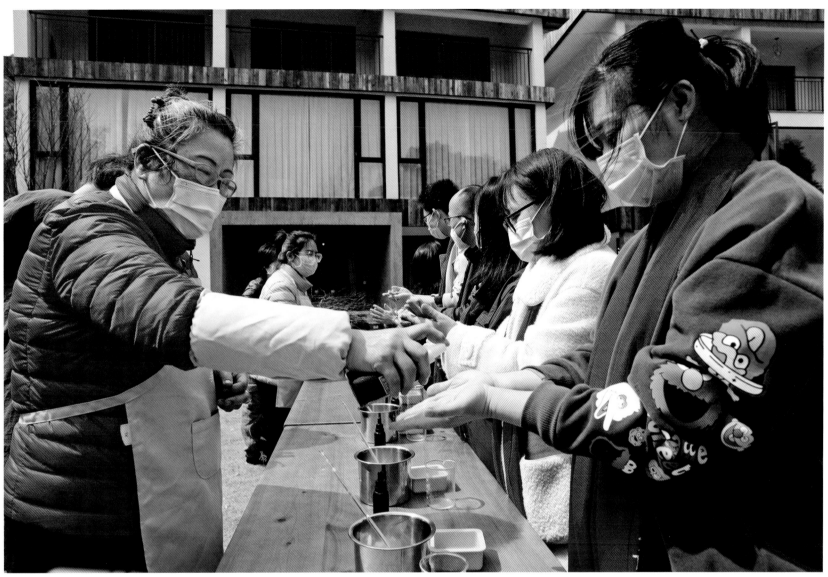

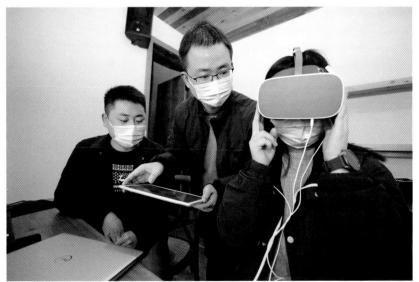

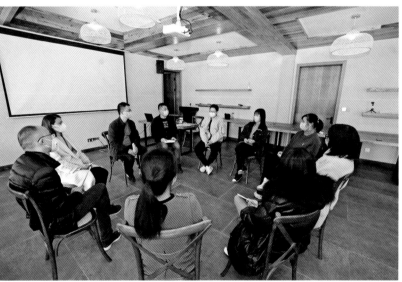

3月10日，在德清县莫干山缦田民宿，来自该县人民医院隔离病房抗击新冠肺炎一线的7名医护人员及其家属，在这里进行为期3天的轮休。他们通过心理课程、非遗手工课程等活动放松身心，养精蓄锐，以更好的状态投入接下来的抗疫工作中。

周旭辉 王正 摄

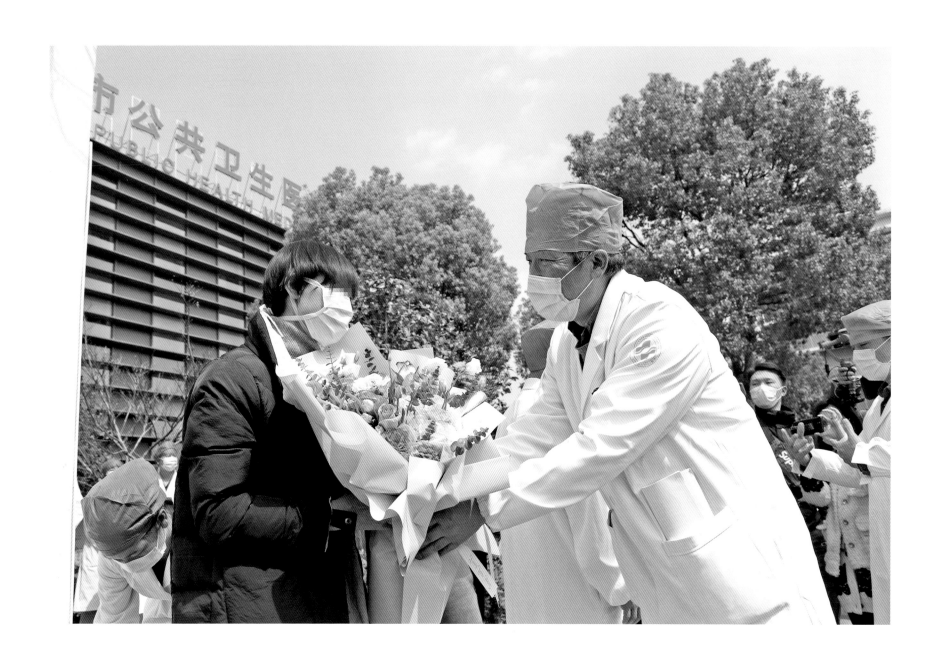

3月12日，台州最后2名新冠肺炎患者出院，至此，台州市146名新冠肺炎确诊患者全部治愈出院。图为台州恩泽医疗中心（集团）主任陈海啸给出院患者送上鲜花。

潘侃俊 摄

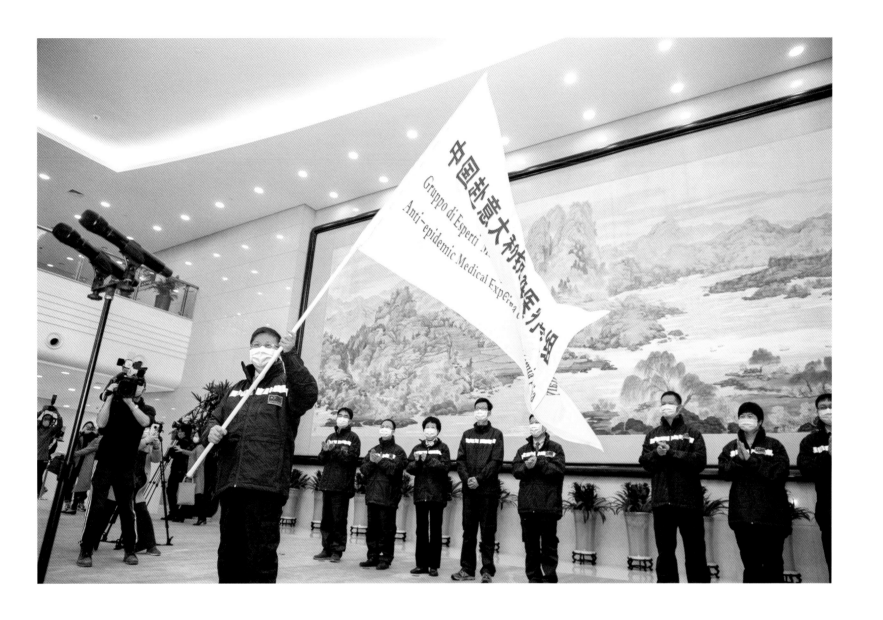

3 月 17 日，浙江省组建中国赴意大利抗疫医疗专家组，协助意大利应对疫情。专家组共 12 人，抵达意大利后主要与当地医院和专家开展新冠肺炎防控的经验分享和交流，提供防控和诊疗指导与咨询，并对当地我国使领馆、中资企业人员、留学生和华人华侨开展医疗卫生指导和帮助。

李震宇　王建龙 摄

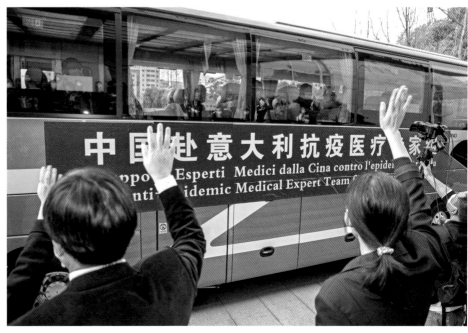

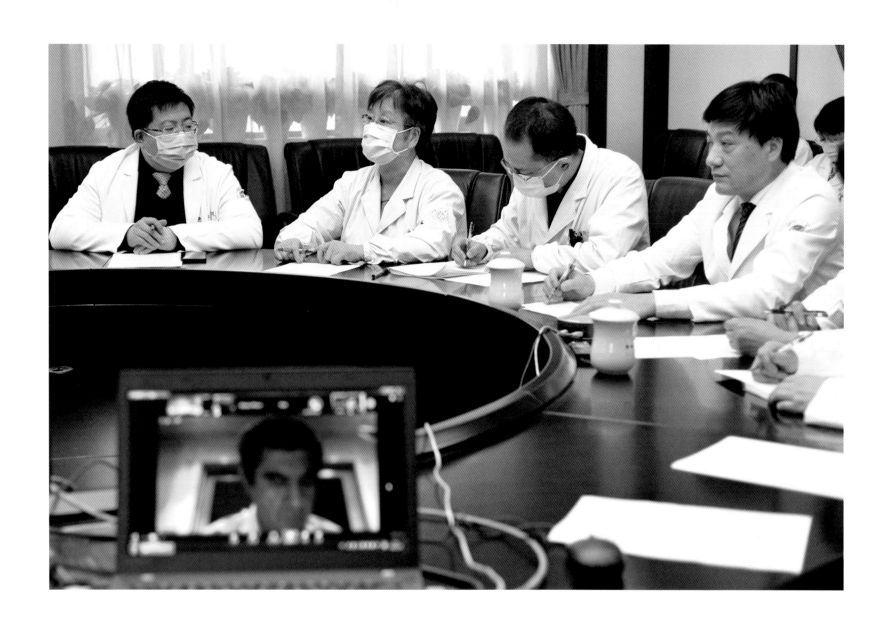

　　3月18日，浙大一院与美国耶鲁大学就新冠肺炎的治疗和防控远程连线。浙大一院党委书记梁廷波表示：目前，中国对新冠肺炎患者的治疗和对疫情的防控走在世界前列，受到了国际医疗领域的关注；已有多个国家的相关机构与浙大一院取得联系，希望能够获取防控新冠肺炎疫情的经验；浙大一院会毫无保留地分享成功的经验和走过的弯路，希望各国的疫情尽快得到控制。

徐彦　摄

# 第二篇
## 科学防控

突如其来的战"疫"，考验着浙江的治理体系和治理能力。疫情防控是一项系统工程，涉及各地区、各部门的通力合作，关系到百姓日常生活、经济社会发展的方方面面。

浙江是全国最早启动重大突发公共卫生事件一级响应的省份，面对复杂严峻的疫情防控形势，浙江迅速行动，积极探索，按照科学防治、精准施策原则，采取一系列有效防控措施，为保护人民健康安全筑起一道道防线。

浙江最先推出"十个最"的最严防控举措，坚决遏制疫情蔓延势头；按照分区分级制定差异化防控策略，在全国范围内率先使用"五色图"，对县域疫情进行风险评估；运用大数据精密智控，首创"健康码"，为一手抓疫情防控、一手抓复工复产创造条件；为实现"存量防扩散、增量防输入"的目标，各地基层党组织筑起联防联控的铜墙铁壁，社区工作者和网格员奋战在第一线，织起不留死角的防控大网……全省上下万众一心，拧成一股绳，全力投入疫情防控阻击战之中。

随着浙江各项科学防控举措落地见效，疫情形势逐步趋稳向好，疫情防控取得阶段性成果。战"疫"还在进行，考验仍在继续，越是胜利在望，越要如履薄冰，两手都要硬，两战都要赢。我们满怀信心，相信与春天一同到来的，必将是战"疫"取得全面胜利的好消息。

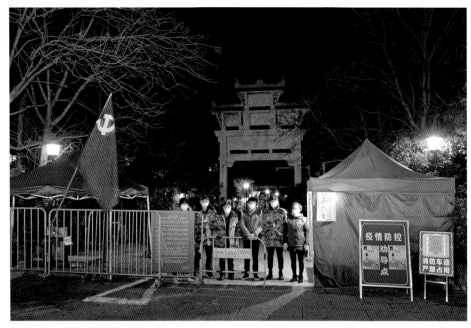
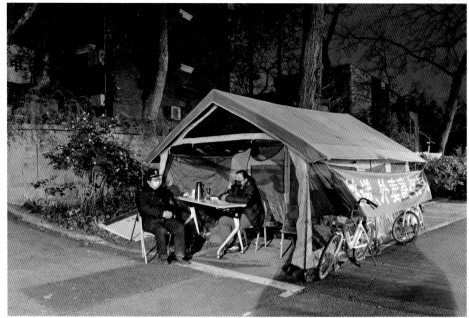
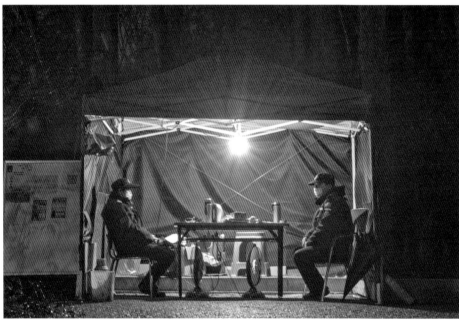
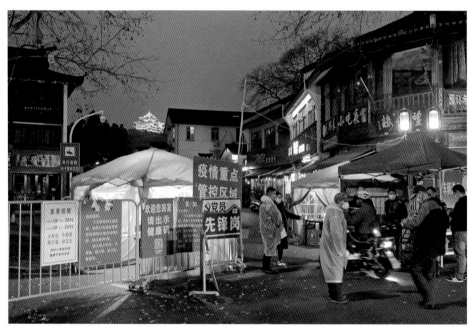

　　1月23日，浙江省率先启动重大突发公共卫生事件一级响应。
高速路口、小区、单位和乡村等入口处对出入人员都要进行测温。
浙江省基层14万名城乡社区工作者、33万名网格员、众多志愿
者坚守一线，构筑起防线。全省2.4万余个村（社区）联防联控，
成为防控疫情的坚实堡垒。一批社区工作者、志愿者，通宵达旦
值守在入口处，他们是可敬的守夜人。　　　　　　梁臻 摄

|   |   |
|---|---|
| 1 | 2 |
| 3 | 4 |

　　图1　杭州茅家埠社区，出入口有志愿者把守。
　　图2　杭州曙光路上一个小区执勤点，有人在执勤。
　　图3　杭州西湖景区黄泥岭疫情防控点，两名值班人员在
看守。
　　图4　杭州十五奎巷社区执勤点，志愿者正在对进入社区的
居民进行体温检测。

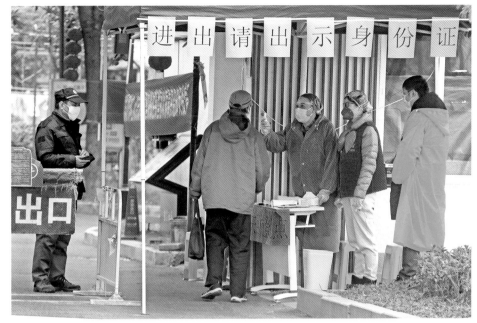

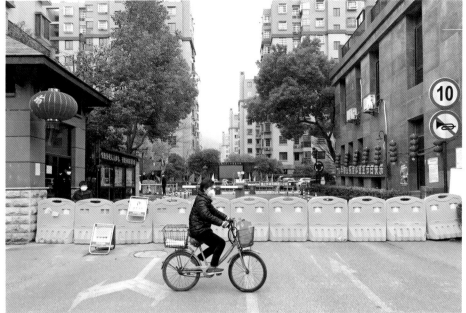

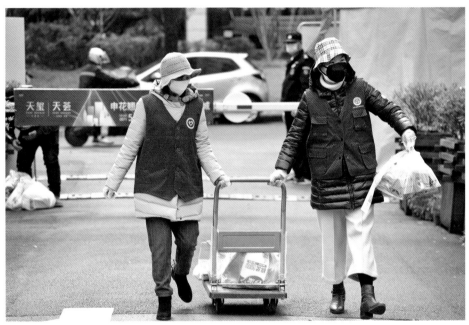

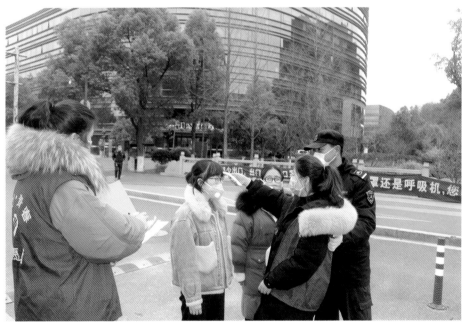

图1 2月4日，杭州升级管控措施：所有村庄、小区、单位实行封闭式管理，人员进出一律测温，并出具有效证件，每户家庭允许2天1人出门采购生活用品，快递和外卖实行无接触配送。

林云龙 摄

图2 2月4日，杭州升级管控措施后，外来人员和车辆一律不得进入小区，特殊情况由管理人员做好登记备案。

胡元勇 摄

```
1 | 2
----
3 | 4
```

图3 杭州小区实行封闭式管理后，外卖与快递只能送到小区大门口。圣苑小区就在入口旁边开辟了临时存放点，物管人员或志愿者负责"摆渡"，网购居民自行到此提取新鲜农产品与快递物品。

潘海松 摄

图4 2月4日，杭州市西湖区艺创小镇严格执行入园体温检测登记制度。

艺创小镇 供图

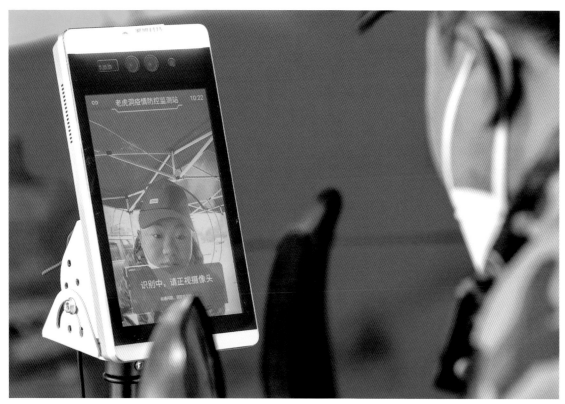

2月5日，杭州萧山区闻堰街道老虎洞村防疫检查点，外来租户"刷脸"认证、测量体温后才能进村。这套人脸识别系统可以实现无接触身份核验，有效降低了接触感染风险，并有效管控外来人员。

董旭明 摄

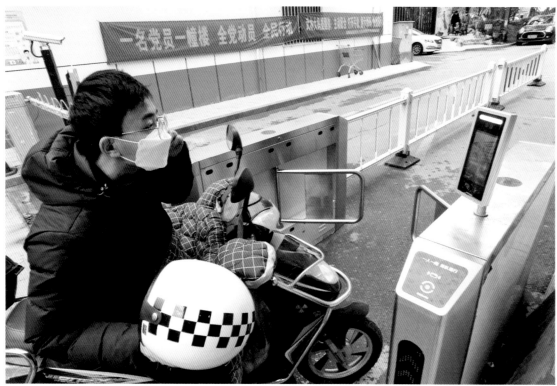

3月2日，杭州市下城区文晖街道流水北苑小区持"绿码"的居民，在小区新设门禁处戴着口罩刷脸就能进门。

这台新设备叫作文晖"智汇"健康码智能三合一门禁系统，是由街道提出需求设想，区数据资源管理局与相关公司研发核心算法，经过产品迭代实现的。新系统能够识别人员和健康码是否统一、人员是否为小区居民以及健康码实时颜色等。

徐彦 马吕骞 潘春炜 摄

2月6日，杭州市临安区天目山镇月亮桥村用废弃口罩兑换肥皂、洗手液的方式，有效预防村民将废弃口罩乱丢或处理不当而导致"二次污染"。 胡剑欢 摄

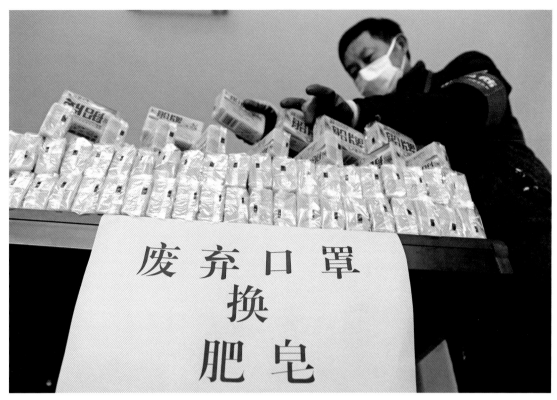

2月7日，杭州街头和小区的管控力度再度加强。为了控制疫情，不少通道采取了硬隔离的方式限制人流进出，以严防疫情的进一步蔓延。图为杭州十五家园社区门口加强了管控。 李震宇 摄

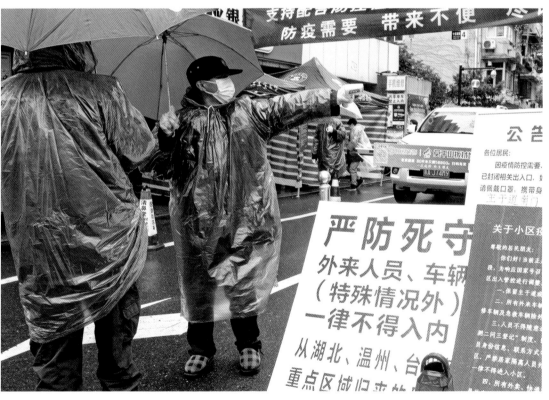

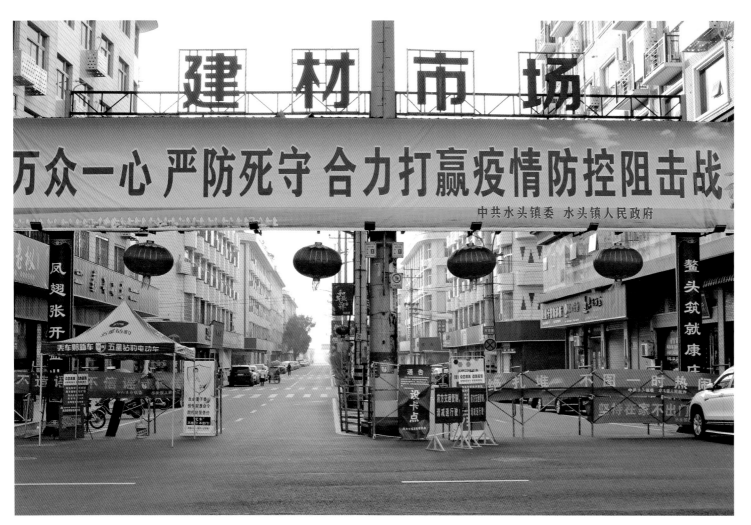

2月10日，平阳县水头镇基层社区发起街道保卫战，防控疫情。　吴世敏 摄

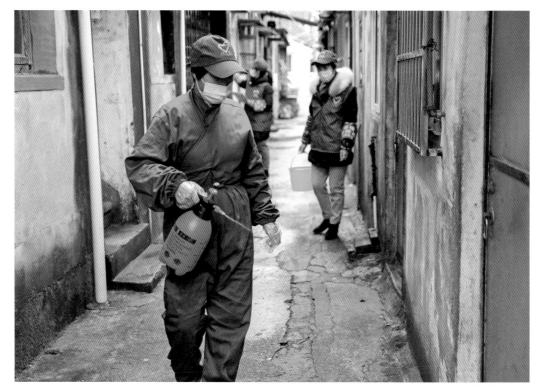

2月12日，舟山市定海区留方社区组织志愿者为辖区的背街小巷以及居家隔离户所在小区进行常态化消毒，防控疫情。
陈永建 摄

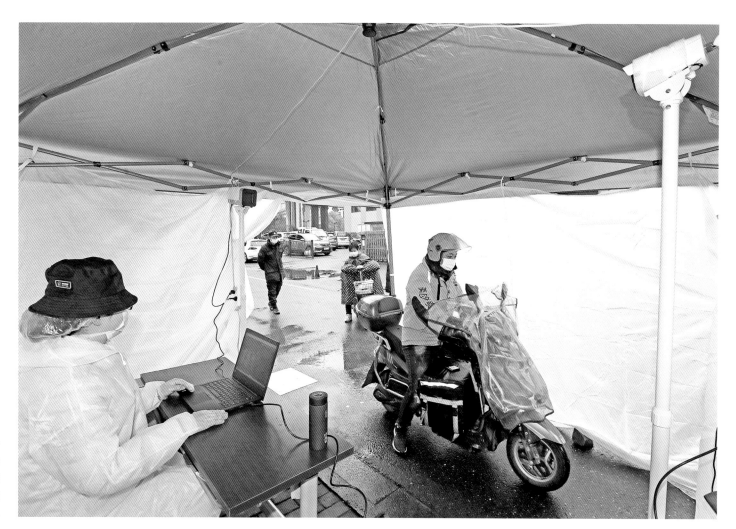

2月12日，杭州假山路卡点使用红外成像测温系统对过往人员进行检测。该设备避免人员接触，准确度高，速度快，减轻了街道抗疫一线工作人员的负担，提高了工作效率。 林云龙 摄

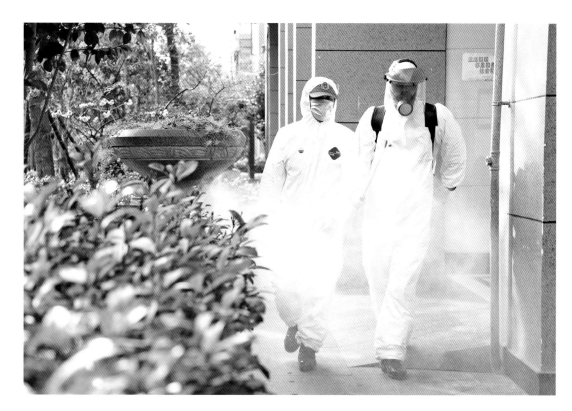

2月24日，台州市椒江区一小区内，身穿防护服、头戴防护面罩的志愿者对社区内的犄角旮旯进行防疫消杀。 潘侃俊 摄

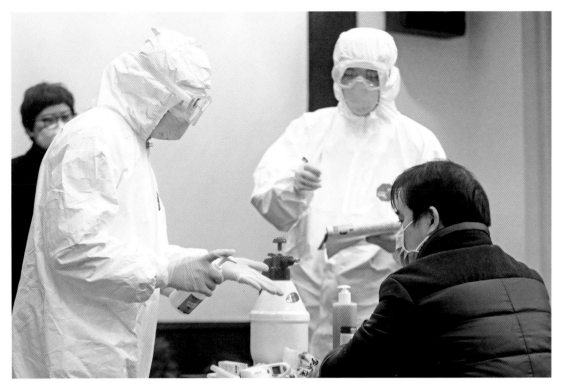

2月26日，杭州市西湖区灵隐街道在黄龙世纪广场举行新冠肺炎疫情防控应急处置演练，通过疑似病例发现、诊治、调查处置等现实场景模拟，进一步完善联防联控运行机制。　　林云龙　徐婧　摄

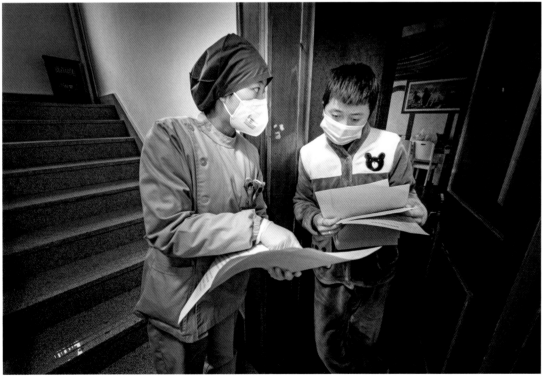

在杭州市余杭区，医务人员正在对居家隔离的返乡人员交代疫情防控注意事项，做到居家隔离不隔心。　　华茜毅　摄

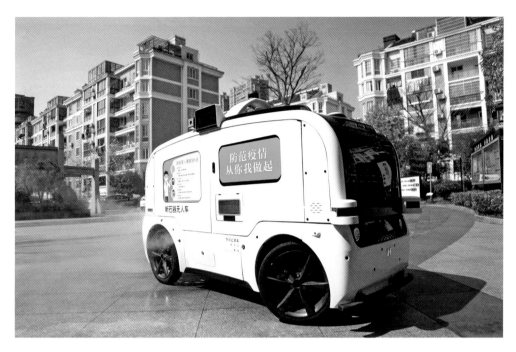

3月5日，嘉善县罗星街道四季江南小区来了一辆高科技无人车助力社区防疫。这辆无人车具有红外测温、语音提示、喷雾消毒等功能。　胡凌翔　陈芳琳　摄

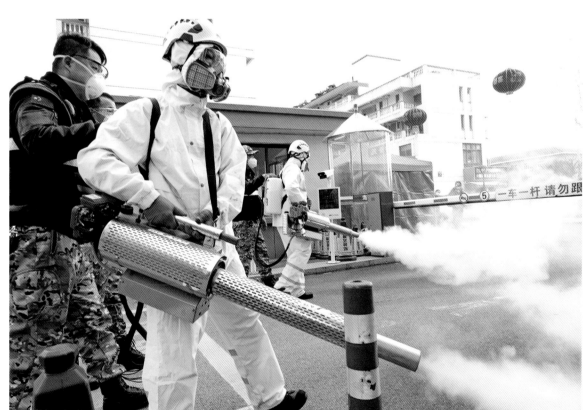

疫情防控期间，海宁市海豹救援队积极参与应急处置、疫情排查、消杀防控、物资转运等工作。　王超英　摄

图1　1月24日，杭州火车站出站口增设红外热成像体温快速筛检仪，对到站旅客进行集中测温，如发现体温偏高者，工作人员将对其进行二次测量确认，同时通知驻站卫生防疫部门工作人员对其进行后续观察处理。　林云龙 摄

图2　1月27日，杭甬高速绍兴出口防疫卡点，工作人员正在仔细测量每一名司乘人员的体温。　潘海松 摄

图3　1月29日晚，在德清高速收费站，工作人员对司乘人员进行体温检测并登记信息。　王正 摄

图4　1月30日，杭新景高速杭州南收费站，西湖区志愿者和警察、特保、医务人员等联合排查入杭车辆，对车上所有人员进行身份核查和体温检测。　魏志阳 摄

| 1 | 2 |
|---|---|
| 3 | 4 |

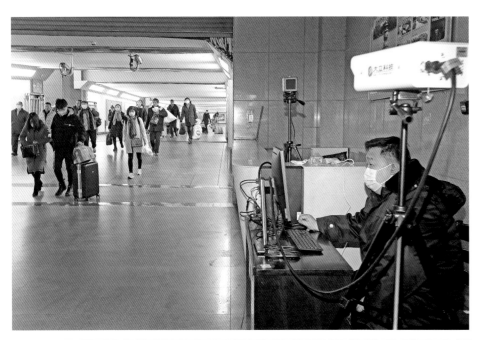

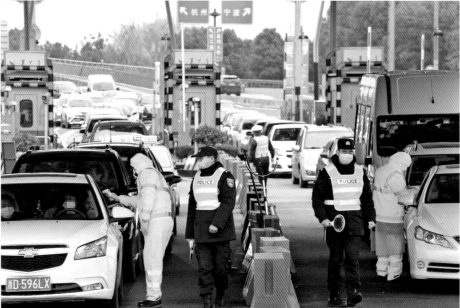

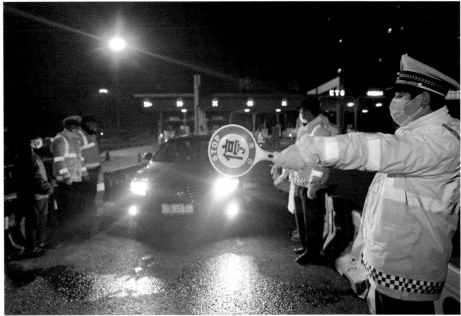

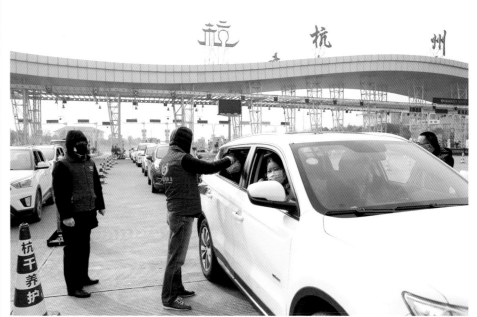

图 1  1月30日，在杭州公交环北新村中心站，保洁人员对进站公交车和站台进行消毒。      林云龙 摄

图 2  1月31日，温州市平阳县怀溪镇卡口的民兵正在对过往车辆内的人员进行体温检测，并耐心宣传疫情防控的重要性。
                                                          胡型众 摄

图 3  1月31日，铁路杭州客运段消毒小组对管内出库列车进行全面消毒。春运返程客流即将到来，上海铁路局杭州客运段全力做好疫情防控工作，做好列车消毒和旅客、职工健康防护。      董旭明 摄

图 4  上海铁路局杭州客运段的每位列车乘务员上岗前都要测量体温。
                                    董旭明  王柳萍  周围 摄

|   |   |
|---|---|
| 1 | 2 |
| 3 | 4 |

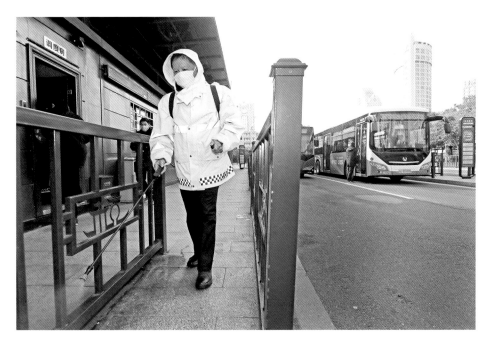

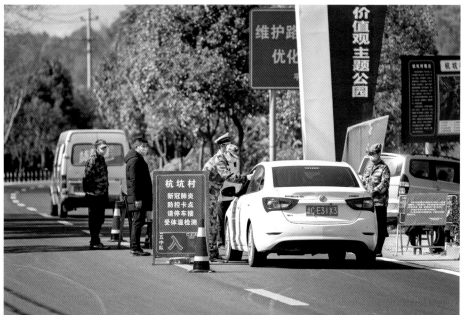

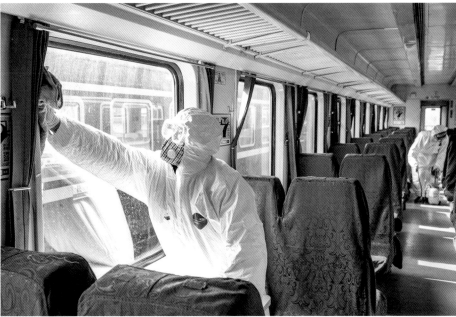

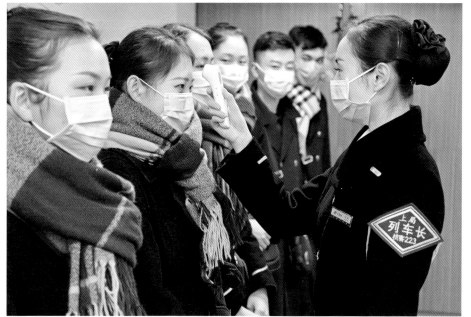

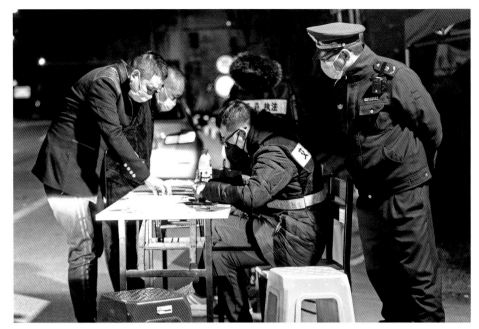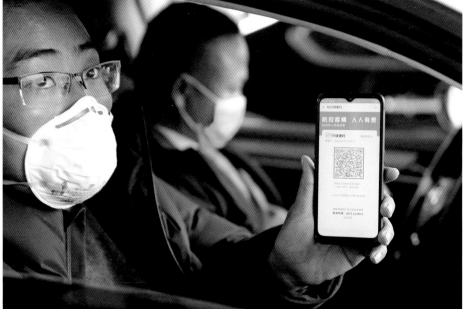

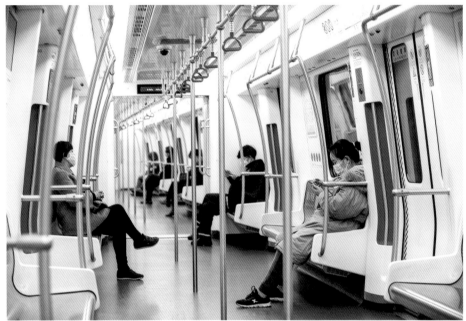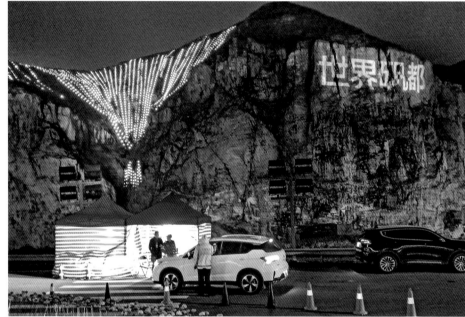

图1 2月1日晚，平阳县交通运输局的工作人员在平阳县、苍南县交界处的下汇村卡点，对来往车辆、人员进行核查。
　　　　　　　　　　　　　　　　　林剑 摄

图2 2月11日，杭州市启用"杭州健康码"防控措施，实施绿、黄、红三色动态管理。2月14日，高速公路彭埠入口，所有入杭人员均须出示健康码，绿码可直接通行，黄码或红码经现场核查后，采取居家隔离或就医等措施。
　　　　　　　　　　　　　　　　　魏志阳 摄

|     |     |
| --- | --- |
| 1   | 2   |
| 3   | 4   |

图3 2月15日，宁波轨道交通部分恢复运营，乘坐地铁出行的市民都自觉佩戴口罩，在车厢内相隔而坐。
　　　　　　　　　　　　　　　　　郭戟铠 摄

图4 3月7日晚，苍南县矾山镇的防疫人员在检查入镇车辆。
　　　　　　　　　　　　　　　　　陈岳正 摄

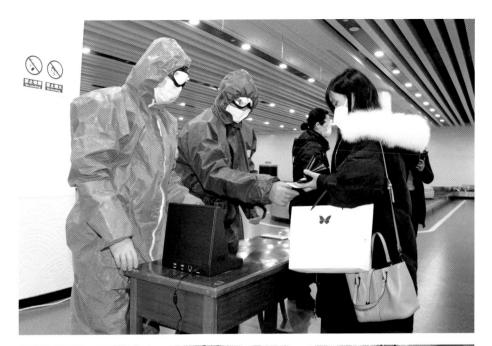

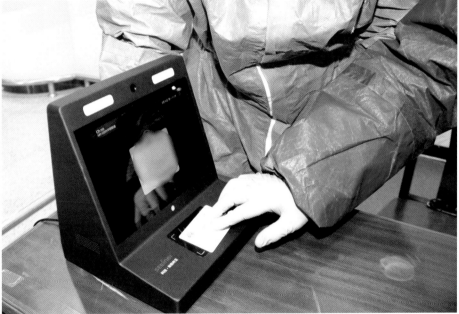

　　为进一步做好复工复产期间的防疫工作，把牢疫情输入"空中"关口，舟山市公安局普陀山机场分局启用"健康ETC·Pro"智能验证设备，对出入人员的身份证进行识别，精准掌握其最新健康码信息。整个查验过程用时不到2秒钟，实现机场关口"秒通行"。 夏毅 邹训永 摄

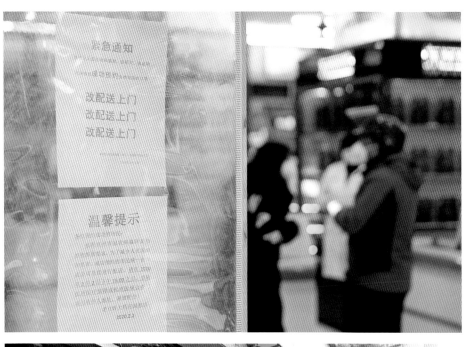
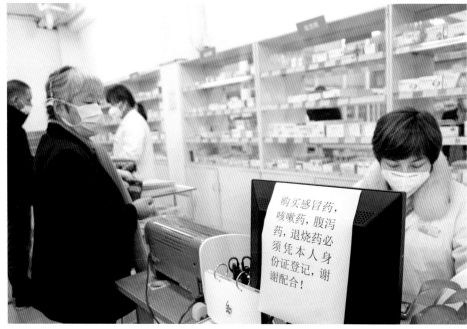
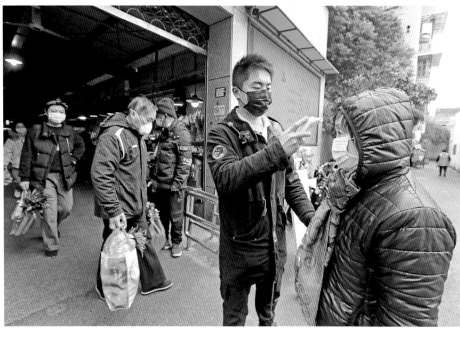
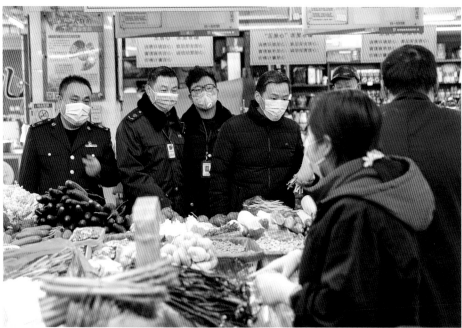

图1 2月2日，杭州朝晖路老百姓大药房国都店贴出
温馨提示：杭州市民成功预约免费领取的口罩将配送上门，
由物流公司直接配送。
魏志阳 董旭明 摄

图2 2月11日，嘉善县车站路百姓缘大药房，工作
人员对购买发热、咳嗽药品的市民进行实名登记，这有利
于更加准确地排摸出疫情传播风险较大人员的线索。
胡凌翔 摄

图3 2月4日，杭州采荷农贸市场实行通道管控，
只保留主要通道作为出入口，有专人在入口处测量进入市
场人员的体温，体温异常者不得进入市场，进入市场人员
必须佩戴口罩。
林云龙 摄

图4 2月4日，杭州仙林苑农贸市场，下城区市场
监管局的执法人员在检查防疫措施的落实情况，督促市场
严防死守，做好疫情防控。
李震宇 魏志阳 摄

| 1 | 2 |
|---|---|
| 3 | 4 |

2月11日，杭州潮鸣街道刀茅巷农贸市场门口已安装了身份证读卡器，居民通过刷身份证、手机扫描二维码等方式确认身份信息后才能进入市场购物，以确保进入市场的人员可溯。　林云龙 摄

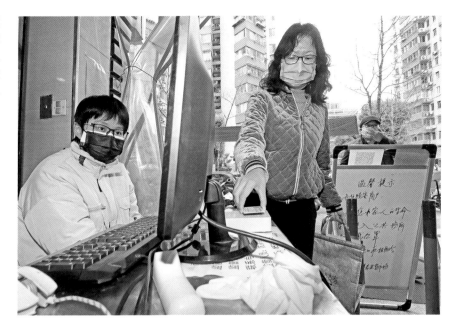

在温州平阳县龙河农贸市场，防疫人员正在对经营户进行体温检测。　林敏 摄

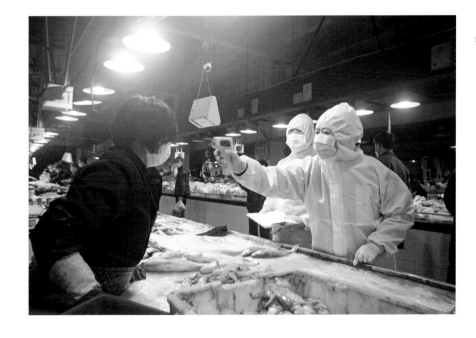

2月4日，杭州中国丝绸城西健康路北入口（体育场路口）和西健康路南入口（凤起路口）都用铁丝网封闭，禁止通行。
　　　　　　　　　魏志阳 李震宇 摄

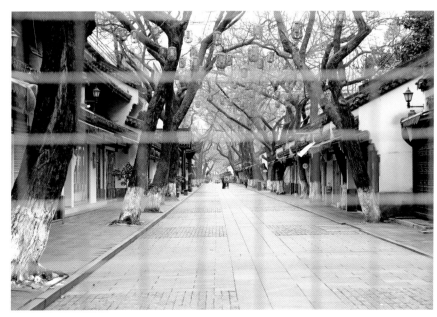

1月28日，杭州西湖白堤入口，游客们排队接受体温检测。从这天起，西湖景区对所属免费开放的公园景点、村（社区）采取通道防疫查控管控措施。

董旭明　林云龙　摄

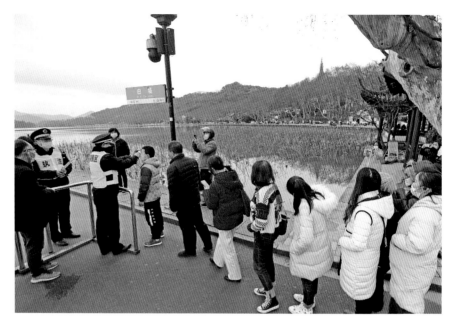

2月24日，绍兴市柯桥区天逸酒店，智能机器人为住客提供引导、配送等服务。

赵炜　摄

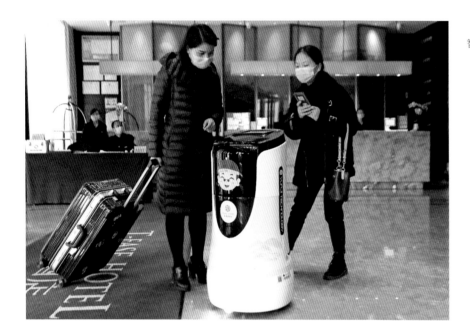

2月25日，长兴县太湖图影省级旅游度假区一企业内，医护人员和青年志愿者为来自美国、俄罗斯等地的外籍人员送去医用口罩并普及防疫知识。随着企业陆续复工，太湖图影管委会为辖区内企业的外籍复工人员送服务，普及防疫知识，建立健康档案，落实防疫措施。　吴拯　摄

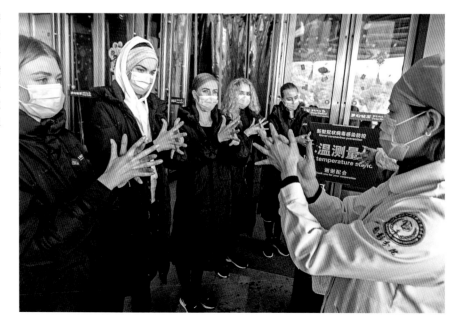

1月25日，温岭市第一人民医院急诊医护人员加班加点，把预检分诊关口前移，在急诊入口设置专用通道，对进入急诊区域的人员逐个进行体温检测，做好流行病学调查。　王凌云 摄

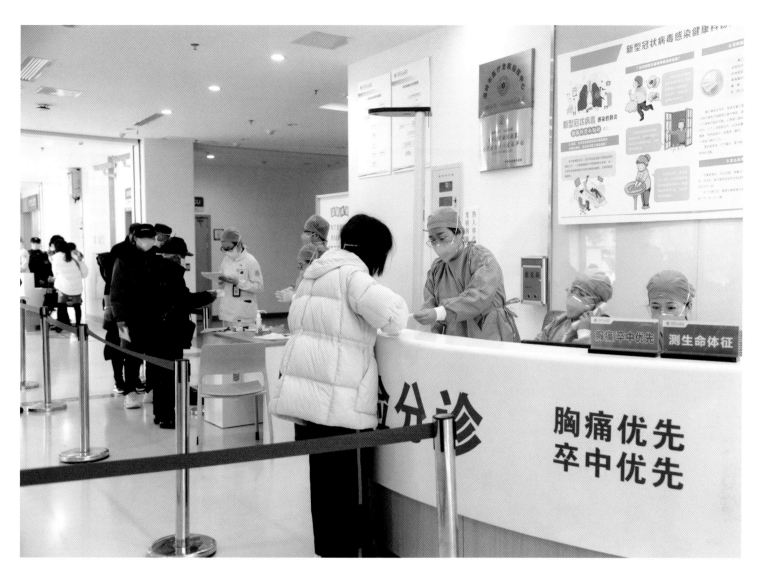

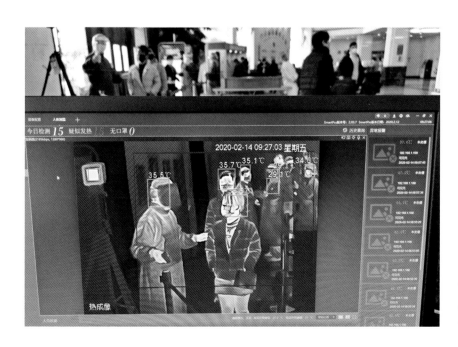

2月14日，永康市第一人民医院装上了一台"外星人"远红外体温监测仪，进入医院的市民只要在"外星人"前"秒呆"一下，体温就会自动检测出来。　吕艳霞 摄

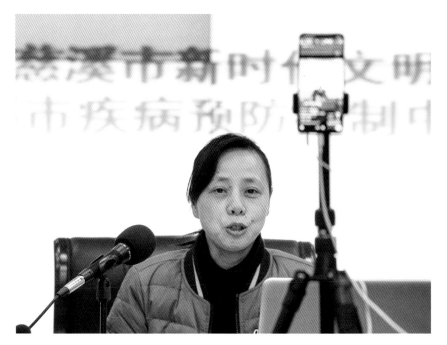

1月31日，宁波慈溪市疾控中心副主任吴逸平在抖音平台上做起培训主播，对疫情防控志愿者进行线上健康教育培训，在线观众人数达到7540人，收到了良好的效果。　　　许坚 摄

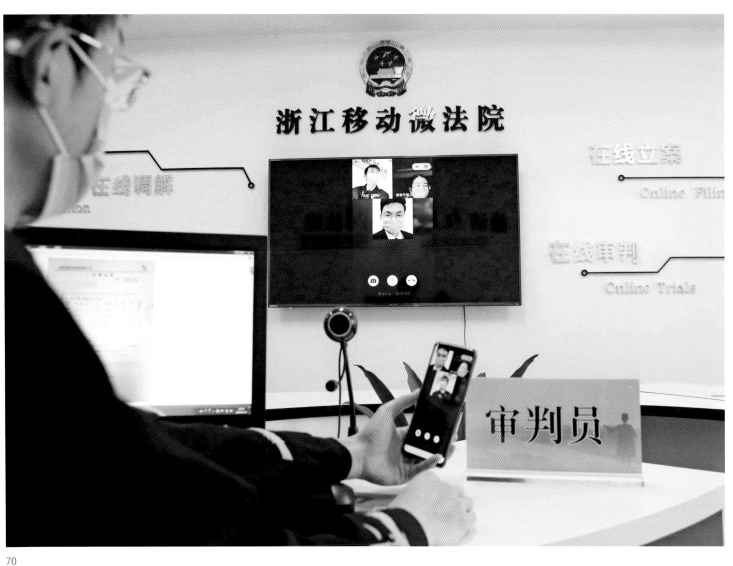

2月12日，德清县人民法院互联网法庭开庭，通过有事"网上办"、开庭"不见面"，实现疫情防控和案件审理两不误。

谢尚国 摄

3月3日，长兴县太湖街道成人文化技术学校，青年文化志愿者正通过手机视频进行育婴员培训云直播。  谭云体 摄

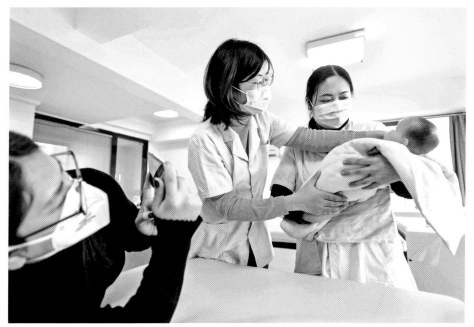

东阳市中医院和东阳市妇女儿童医院纷纷开通直播课堂，向在家的孕妈、家长等提供"孕期瑜伽""小儿推拿""妇女健康"等相关内容的直播课程。

包康轩  金烨轩 摄

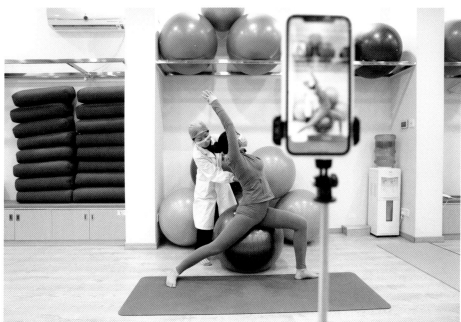

3月7日，浙江大学附属实验学校的学生在家参加网络考试，考试由学生家长各自监考。受新冠肺炎疫情影响，该校开展了网课教学。  潘海松 摄

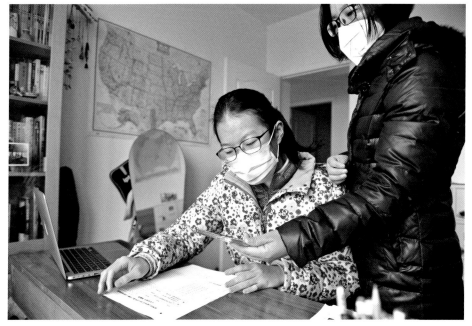

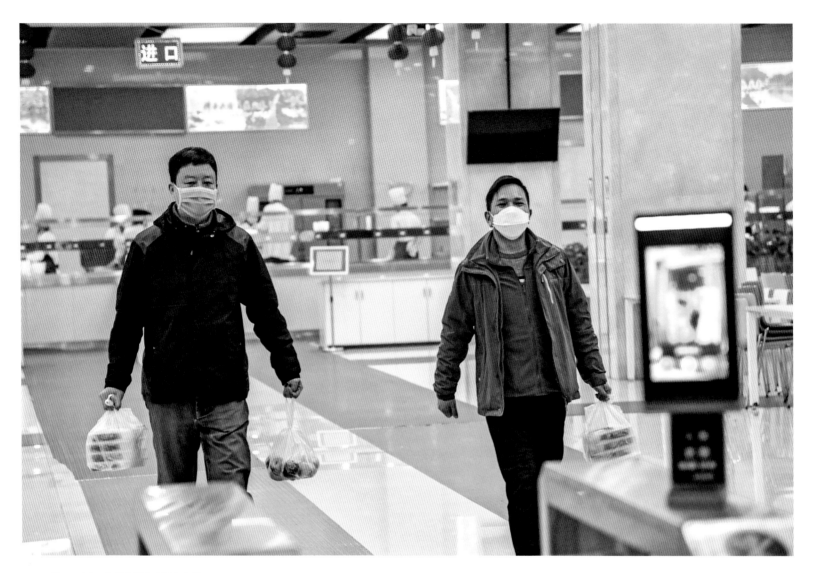

2月3日中午，杭州市民中心职工食堂，机关单位员工分批来领取盒饭，各自分散就餐。随着企事业单位员工逐步返岗复工，职工食堂在强化卫生管理的同时，还推行分餐制、盒饭制、分时段用餐等措施，尽量避免员工集中用餐，减少人员聚集。

董旭明 摄

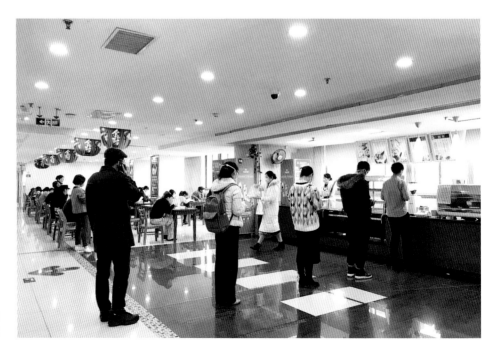

2月初，为做好院内防控，浙大二院在餐厅推行"一米线"就餐法。浙大二院 供图

2月10日，诸暨市部分企业复工。浙江盾运实业有限公司的食堂工作人员提前放好盒饭，员工分批分桌就餐，避免交叉感染，食堂犹如高考考场。　郭斌　边富良　摄

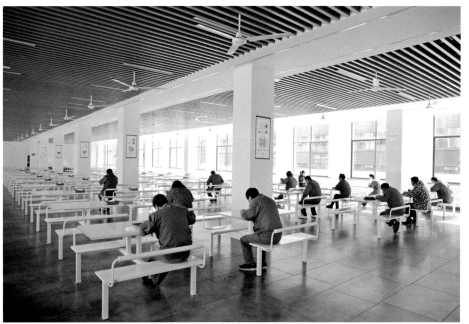

2月23日，浙江（嵊州）昂利康制药股份有限公司复工后，员工实行分桌用餐，有效防控疫情。　张青　摄

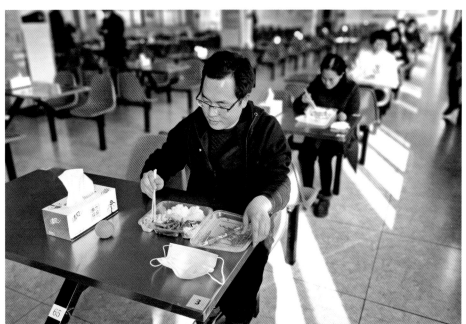

2月25日，舟山市公安局定海区分局巡特警大队的队员正坐在自制的隔离餐桌前就餐。

警营创新利用泡沫板自制隔离装置，并设置口罩架以及张贴暖心标语，提醒大家注意用餐细节，有效隔绝飞沫传播。

邹训永　胡潇　摄

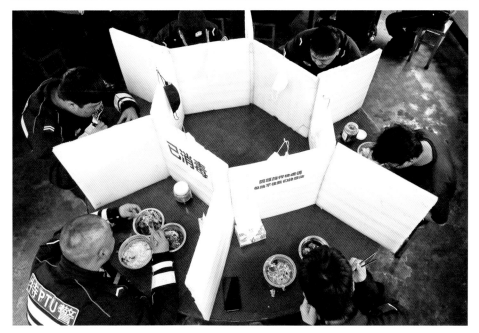

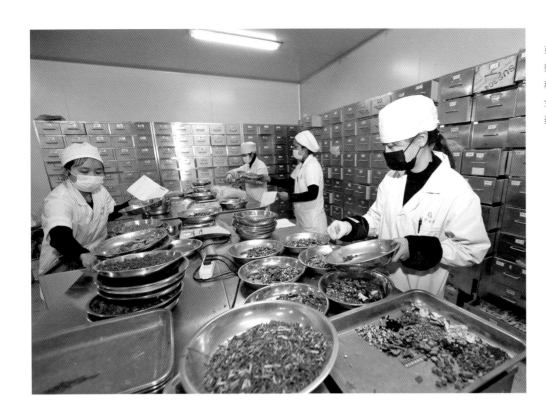

2月5日，位于安吉县的浙江佐力百草中药饮片有限公司，工人们忙着配药、煎药，把药品送到各大定点医院。该企业科学调度，积极做好企业员工自身防护安全工作，加班加点、开足马力生产，保障药品的供应，助力疫情防控。　夏鹏飞 摄

2月9日，顺丰速运杭州凤起路营业点，快递小哥忙着消毒场地，搬运包裹。疫情防控期间，杭州市要求快递企业认真做好员工受控返工、场所和车辆消毒、配送人员防护等工作，确保物流安全顺畅。

董旭明　谢锋 摄

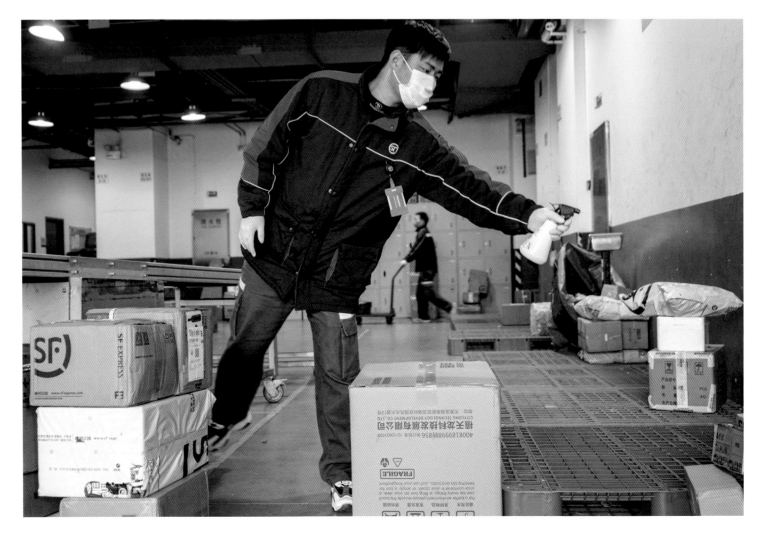

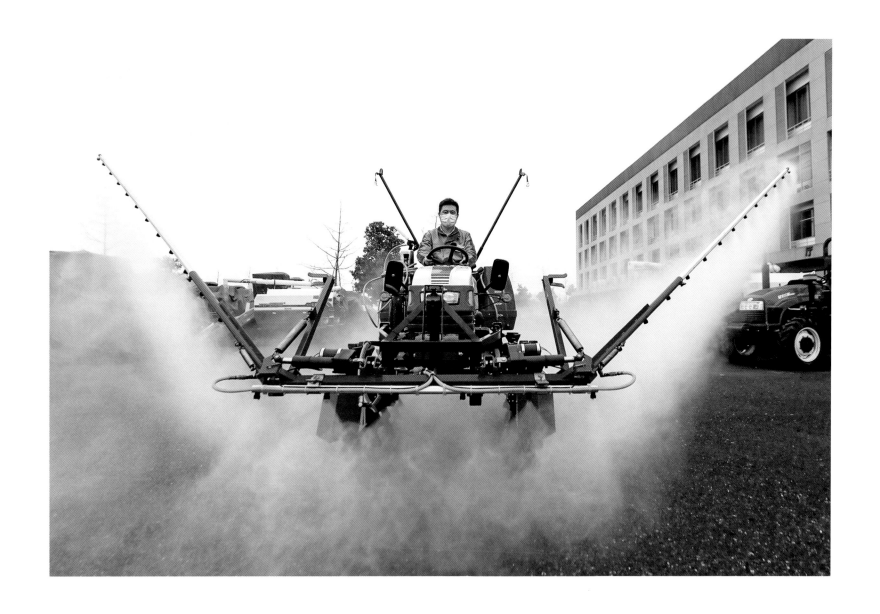

2 月 14 日，湖州市南浔区和孚镇星光农机股份有限公司的工作人员，正驾驶企业新研发的植保机在厂区开展消杀作业。该植保机每小时能喷洒消杀 2 万平方米，成为企业复工复产得力的防疫助手。

陆一平 摄

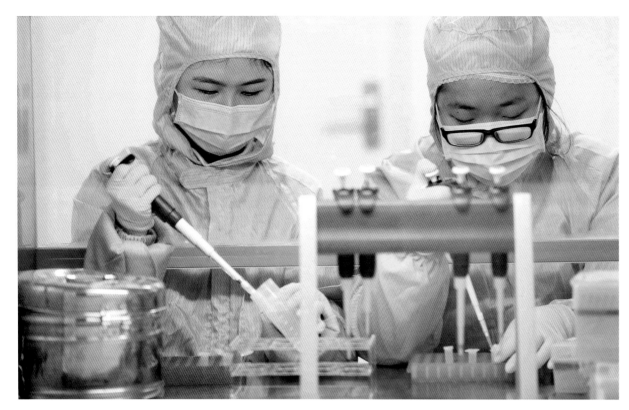

2月20日，位于湖州市莫干山高新区的浙江数问生物科技有限公司内，工人们正加班加点生产最新研制的新冠肺炎检测试剂盒。
谢尚国 摄

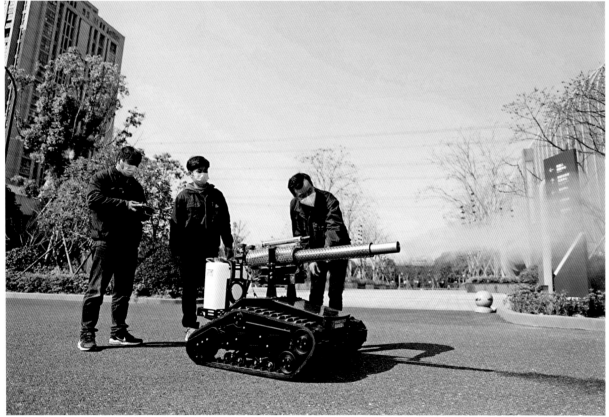

2月22日，履带式智能机器人"雷神1号"在杭州萧山机器人小镇进行消杀示范。它敏捷灵动，威力不凡，是消杀的"硬核"装备，每小时可消杀1万平方米以上，为企业复工复产提供强力支持。

周旭辉　彭鹏　蔡卡特 摄

2月24日,农历二月初二"龙抬头",也是杭州恢复婚姻登记办理的第一天。杭州市市民之家江干区民政局婚姻登记处,网上预约登记的新人戴着口罩,每间隔一小时前来进行婚姻登记,工作人员为每一对新人测量体温,登记完成后,进行现场消毒,等待下一对新人。

从当日起,全市婚姻登记机关逐步恢复婚姻登记办理。婚姻当事人、特殊群体的陪同人员必须规范佩戴口罩,出示"杭州健康绿码",配合测温筛查和身份信息核验,经确认无恙后排队等待叫号,进入婚姻登记场所。 魏志阳 摄

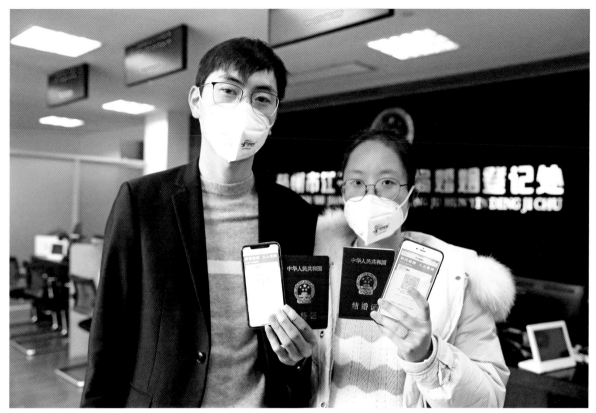

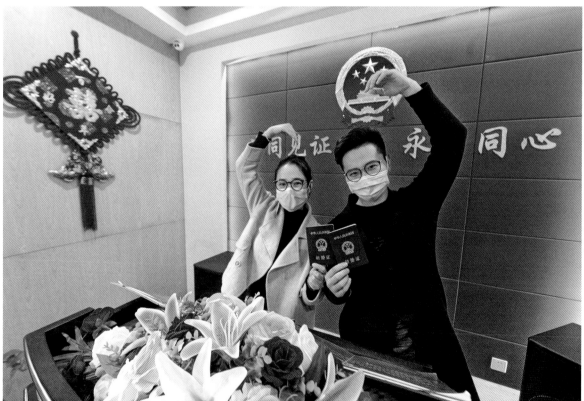

2月26日,湖州市南浔区恢复婚姻登记办理的第一天。南浔区民政局婚姻登记处做到"分批分段、一对一服务、即办即走"。图为一对新人佩戴口罩领结婚证。 陆志鹏 摄

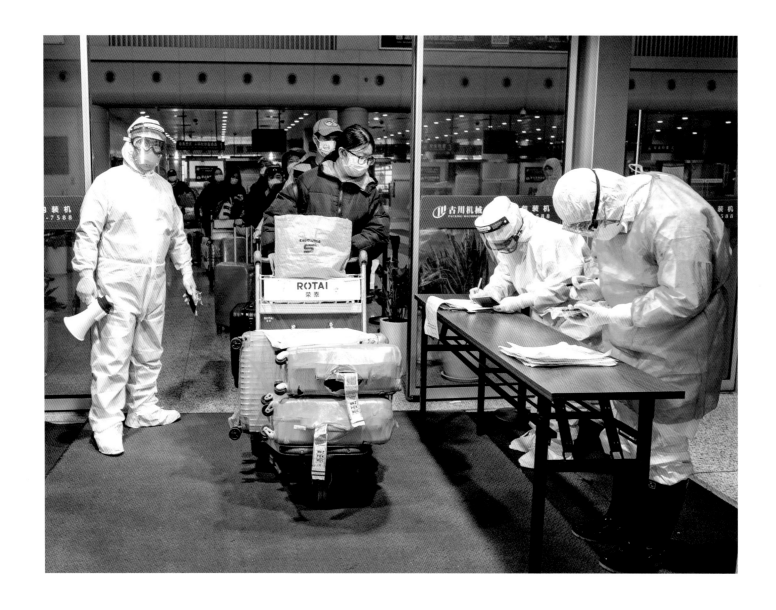

　　青田县发动全社会力量进行侨情调
查，发放防控疫情告知书，了解侨胞思想
动向，在温州龙湾国际机场、杭州萧山国
际机场、上海浦东国际机场设立防疫服务
站，派专车将海外归国人员接回隔离点，
进行为期 14 天的医学观察隔离，防止境
外疫情的输入。　　　　汤洪文 摄

# 第三篇
## 我的担当

疫情大考，重在基层，难在基层。

非常时刻，守，也是战！

全民抗疫的力量，在基层不断汇聚。面对来势汹汹的新冠肺炎疫情，浙江广大基层党员干部、志愿者冲锋在前，坚守在城市的大街小巷、乡村的道路卡口、机场车站的关键通道，众志成城，构筑了一道坚不可摧的防线。

冲到一线，干在前面。疫情防控的关键时刻，浙江千千万万名基层干部主动请缨，他们或挨家挨户排查、加班加点走访，或为居家隔离人员代买物品、安抚居家隔离人员的情绪，或在每个进出口值班蹲点，对外来人员进行询问登记……他们各出奇招、各尽其力，只为守住基层防线，守护群众安全。

荧光点点，温暖你我。疫情发生以来，浙江全省各级各类志愿者身披红马甲，成为基层联防联控、群防群控的一支生力军。杭州"武林大妈"、衢州"小锦鲤"、丽水"小园丁"等各显神通，用横幅标语、方言土语、大喇叭在街头巷尾、小区村庄普及防疫知识，引导群众科学防疫。还有许多志愿者进企业助力防疫物资生产，在社区开展"敲门行动"，为他人提供心理疏导，为疫情防控带来温暖力量。

战"疫"时刻，他们用实际行动书写使命和担当。每一位奋战在一线的基层党员干部和志愿者，都是平凡的英雄。

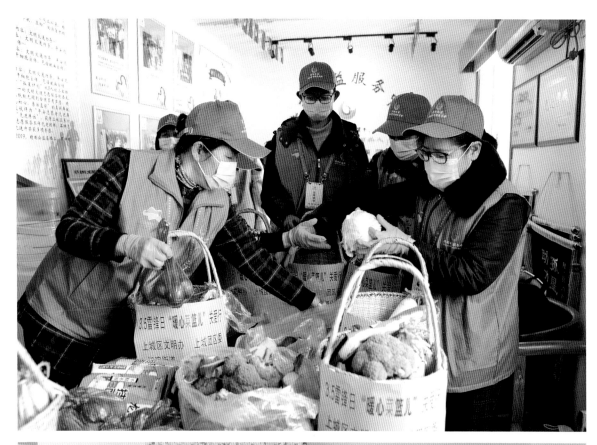

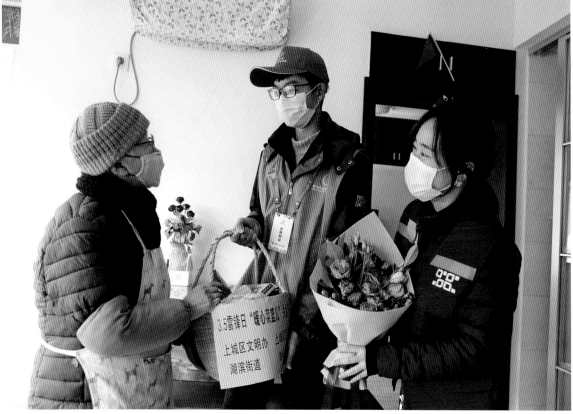

　　3月5日，学雷锋日。杭州市上城区文明办等部门联合发起开展"暖心菜篮儿"关爱行活动，25名志愿者为湖滨街道独居老人、残疾人和援鄂家属送去蔬菜。

魏志阳　马翔　摄

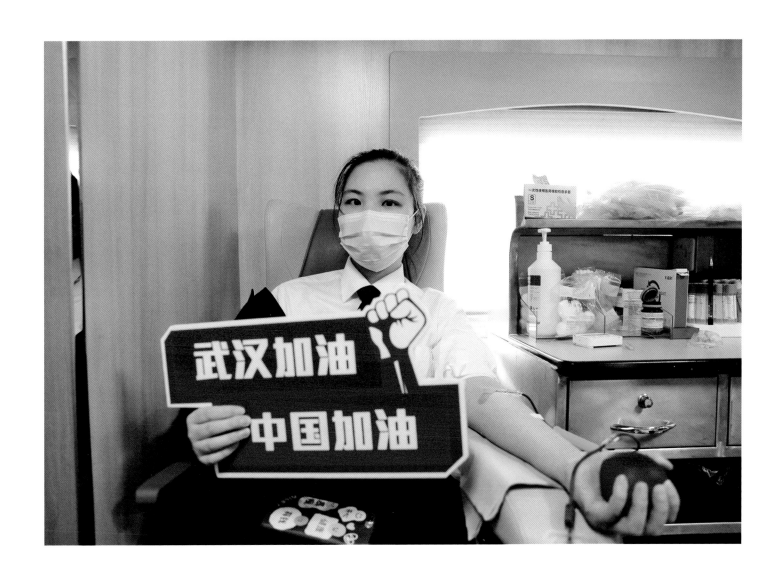

3 月初，由共青团浙江省委面向全省各级团组织、各企事业单位团委、各志愿者团队等共同发起了"热血先锋'疫'战到底"无偿献血行动，动员年轻人奉献爱心，助力战"疫"。　周旭辉　郑珊珊 摄

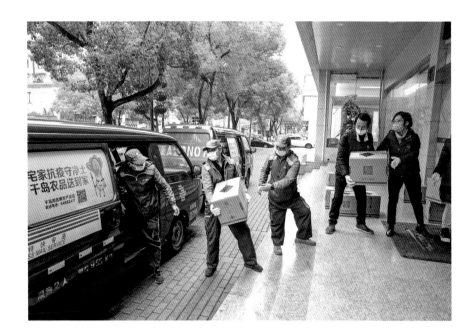

淳安县为保障百姓"菜篮子"供应，县农业农村局、县邮政局联合全县农产品生产基地，开通农产品销售网站。市民只要在网上下单，就可宅在家里等邮政、快递小哥送菜上门。　王建才　摄

松阳县邮政投递公司员工加班加点运送报纸，确保在疫情防控期间读者能准时收到订阅的报刊。　阙献荣　摄

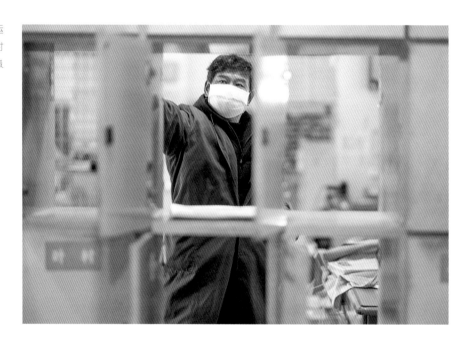

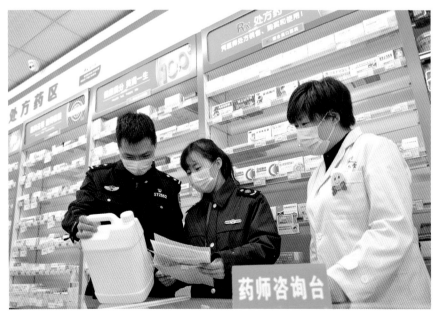

三门县公安局结合"三服务"活动，会同市场监管部门对全县药店销售的酒精、消毒水、口罩、洗涤产品等防控用品进行不定期抽检，杜绝质量不合格产品流入市场，损害消费者权益。　林利军　摄

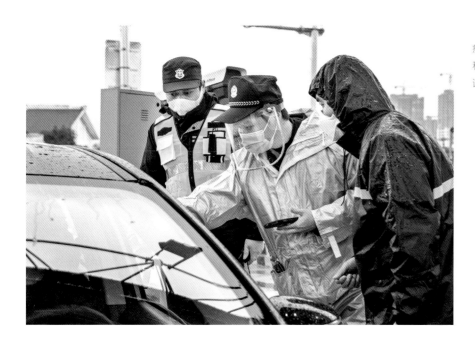

温州市公安局瓯海区分局民警充当抗疫主力军，与广大医务工作者、社区干部和志愿者一起，认真开展检查、监测、登记等工作。　　郭锋 摄

1月24日，青田县高铁站出站口。民警与医务人员严阵以待，坚守抗疫第一线。

徐海琴 摄

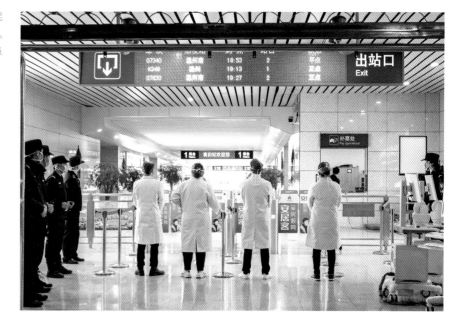

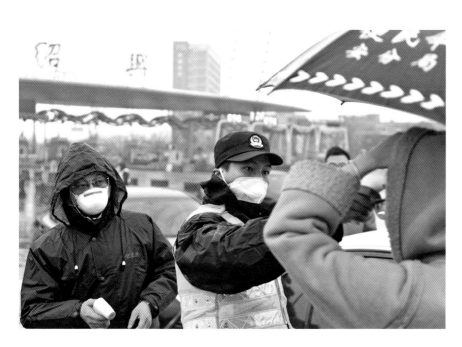

1月24日，绍兴市卫健委联合市公安局及高速交警绍兴支队，在G92杭甬高速绍兴出口测量司乘人员的体温。　潘海松 摄

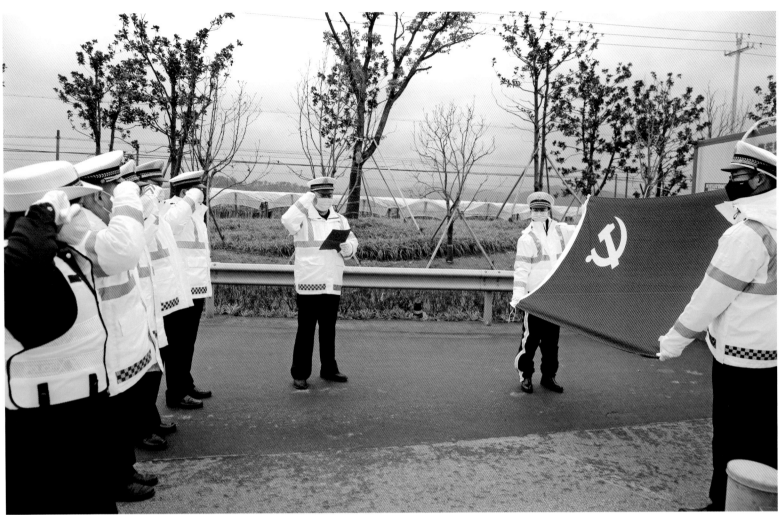

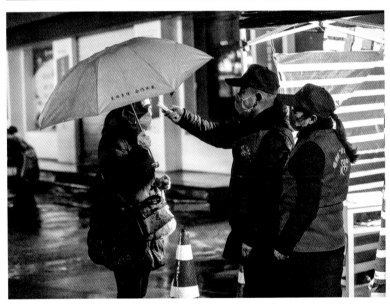

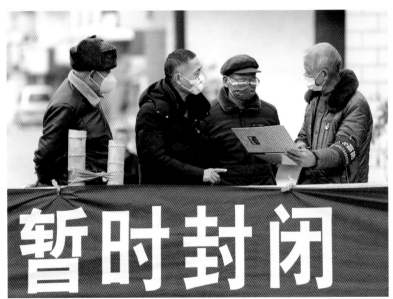

图1　1月27日，绍兴市公安局上虞区分局交警大队干警，在104国道老章镇收费站执勤卡点举行县（市）际卡点临时党支部成立仪式，警员们重温入党誓词，决心坚守抗疫一线。

倪才远　摄

图2　嵊州市剡湖街道农办工作人员胡武不仅自己积极参与防疫工作，还动员妻子张志芳加入了防疫志愿者队伍，夫妻俩经常深夜一起在防疫卡口值勤。　　过庆东　摄

图3　2月3日，在杭州市临安区天目山镇闽坞村防控疫情登记点，党员志愿者对出入人员进行体温检测并登记信息，把好疫情防控安全门。

胡剑欢　摄

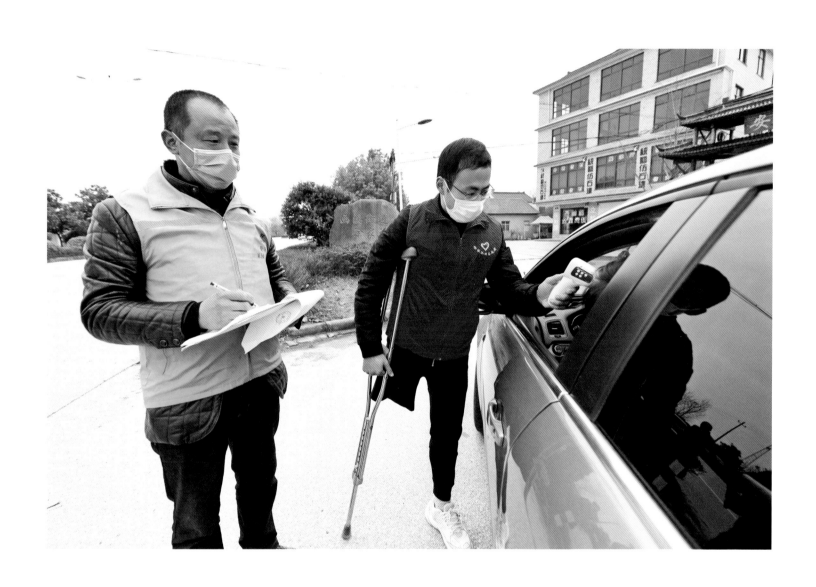

2月8日，长兴县画溪街道徐家浜村，志愿者胡前俊正拄着拐杖为村民测量体温。

胡前俊是一名"90后"党员，患有肢体残疾。由于学校开学延迟，他便主动请缨到村里做志愿者驻守卡点，每天6小时在村口为进村人员测量体温、登记资料等。他还利用自己高中教师的优势，将防疫知识传授给村民，做好村里卡口的"守门员"。

谭云俤 摄

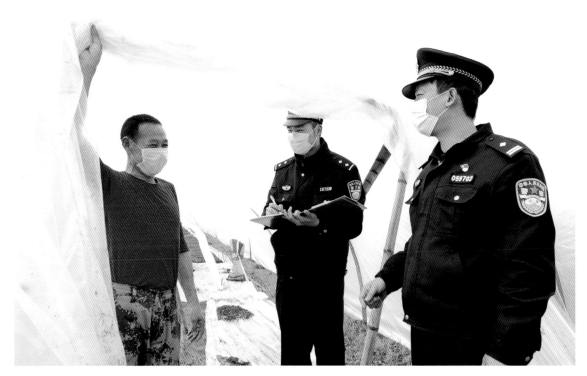

2月14日，东阳市歌山镇的两户外来大棚种植户，在解除居家医学观察后开始忙于春耕播种。东阳市公安局歌山派出所民警第一时间上门，了解他们的身体状况和生产情况，并送上口罩，提醒他们时刻做好防疫工作。　蔡伟华 摄

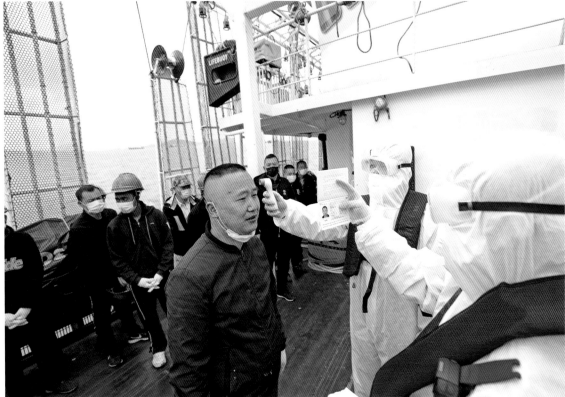

3月10日，舟山市普陀区马峙锚地，润达216远洋渔船即将开赴东南太平洋进行鱿钓作业。舟山出入境边防检查站民警坐小艇前往锚地，上船为船员办理出境边防检查手续，并测量体温，确保海上出入境人员的安全。　张磊 摄

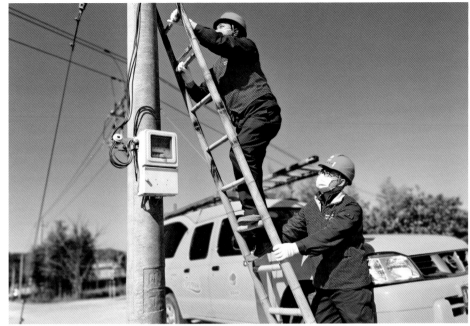
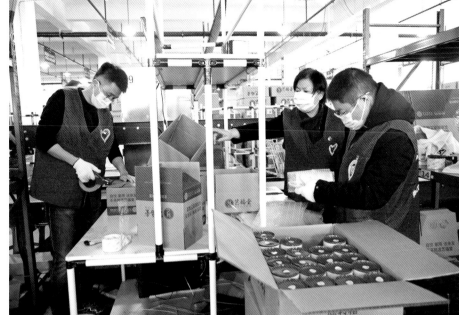
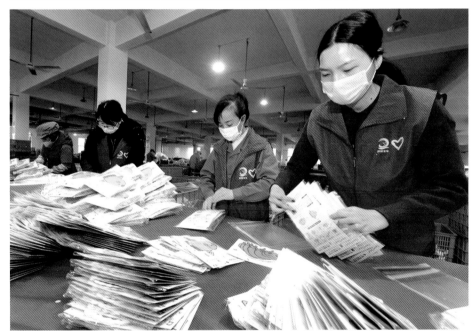
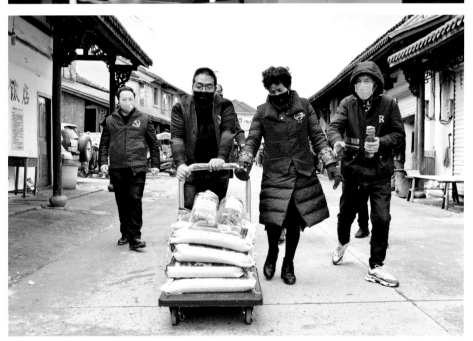

图1　2月18日，桐庐县江南镇窄溪村前村自然村，江南供电所红船党员服务队在检查农用供电线路，确保春耕春种期间的灌溉用电安全。
邵枝鑫　徐军勇　摄

图2　2月25日，浙江艺福堂茶业有限公司包装车间，桐庐县机关党员干部帮助企业打包订单产品。当天是桐庐县各级党组织的固定主题党日，县委组织部为每家企业安排十名左右的党员志愿者，助力企业复工复产。
徐军勇　摄

图3　2月27日，台州市路桥区横街镇党团员组成的"红马甲"帮扶团，在浙江文武彩印公司当临时包装工，缓解企业生产与员工紧缺的矛盾。
王保初　王国洋　摄

图4　春节期间，兰溪市各乡镇、街道（社区）的一千二百多名"红色代跑员"走街串户，为居家隔离的村民、孤寡老人、行动不便者购买生活物资，办理日常琐事，切实解决群众的生活难题。　胡肖飞　摄

| 1 | 2 |
| --- | --- |
| 3 | 4 |

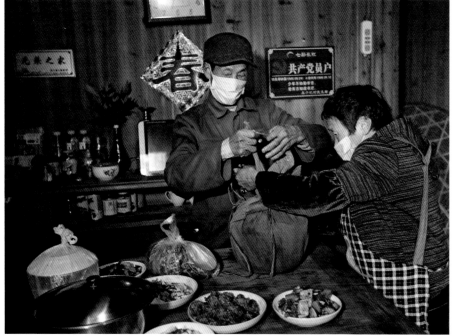

开化县是浙江"西大门"，地处浙赣皖三省交界。为了防控疫情，当地在重要省际交界村设置了18个卡口，实行24小时动态值班。为了让远离城镇中心的执勤人员吃上热乎乎的饭菜，从正月初三开始，开化县长虹乡真子坑村70多岁的老党员邹妙富和老伴邹兰芳，精心准备了丰盛的饭菜，坚持每天从海拔600多米的高山上徒步5里山路，义务为值守人员送饭。

在他们的影响下，其他村民也加入送饭队伍。村里成立了执勤、宣传、代办三个服务队，既保证抗疫，又不影响村民生活。

鲍卫东 摄

图1 邹妙富和老伴把饭菜里三层外三层地包裹起来。

图2 夫妻俩冒着细雨，徒步5里陡峭山路，为值守人员送上"暖心饭"。

图3 值守人员吃上了热腾腾的饭菜。

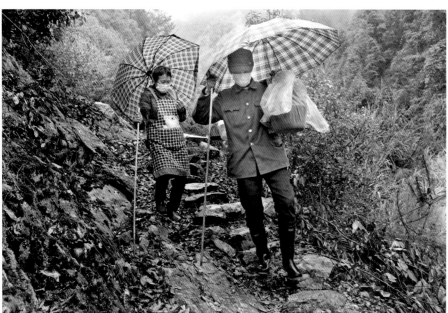

1

2

3

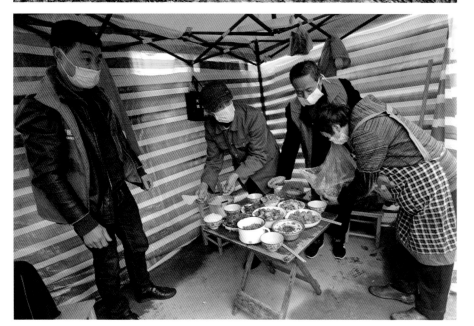

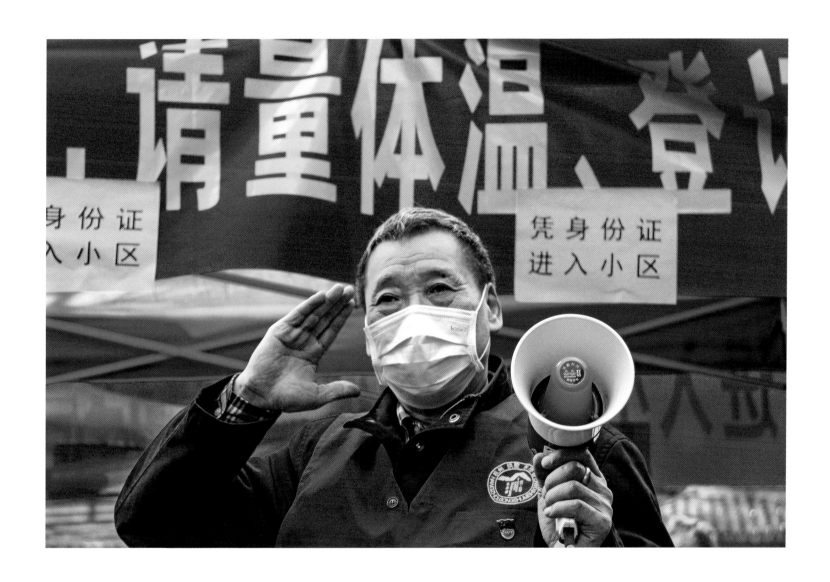

疫情发生以来，杭州市拱墅区米市巷街道夹城巷社区 70 岁的老党员周水根，每天在大门口巡逻值班。他一手拿着小喇叭，一手向居民敬礼打招呼，这成了他的标志性动作。

高锦昌 摄

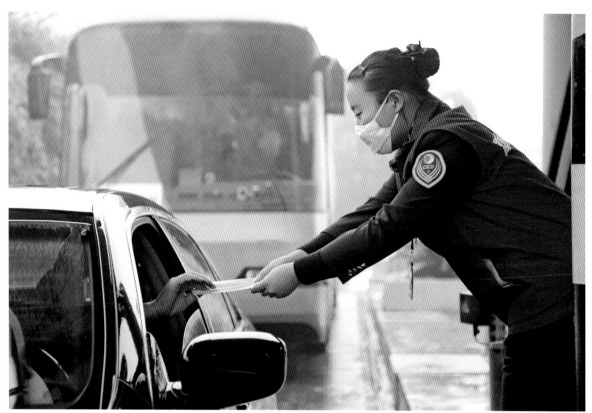

浙江交通集团申苏浙皖申嘉湖杭高速湖州管理处青年团员主动担当，守好高速关口，并免费为有需要的司乘人员提供口罩。

吴世强 摄

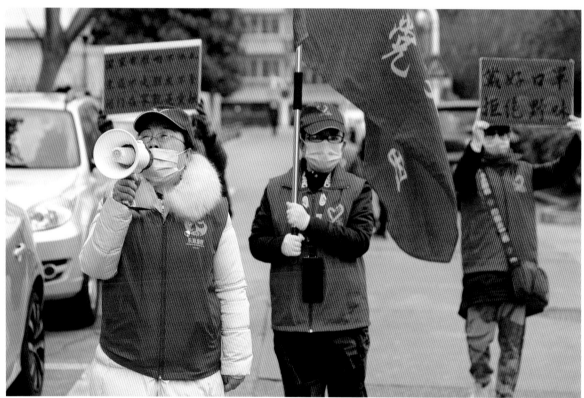

1月29日，舟山市定海区城东街道"美之声"东海渔嫂快乐大妈志愿队，来到桔北社区开展防疫宣传活动。她们通过小喇叭、标语等宣传疫情防控知识。

陈永建 摄

2月25日，舟山市定海区昌东路路口，昌东社区的志愿者蔓菁提醒过往车辆和行人出示"健康码"。从1月28日起，这位山东籍舟山市新居民自制了一块有特色的牌子，坚持在路口做志愿者。

张磊　孙祺哲　摄

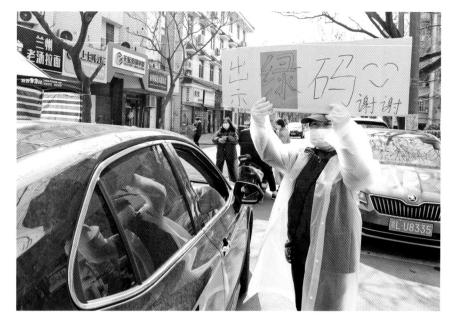

3月2日，在德清县新市镇，来自奥地利的克里斯汀和妻子吴海音一起，承担起了对景区游客进行测体温和查看健康码的工作。克里斯汀是南京一家物流企业的技术顾问，已经在中国生活3年。公司放假后，他来到妻子的家乡新市镇。其间，奥地利驻华大使馆两次来电让克里斯汀回国，但他都婉言谢绝了，与妻子一起加入当地防疫志愿者队伍。　谢尚国　摄

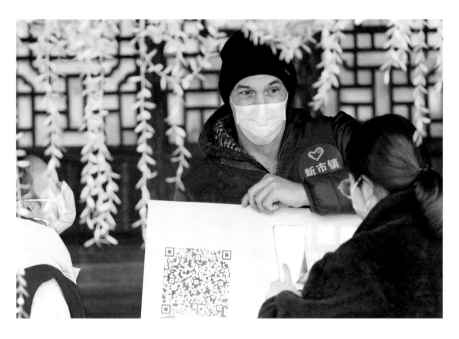

3月6日，杭州凤凰公益和戚宝兴公益服务队志愿者组织理发师走进浙江省人民医院朝晖院区，为奋战在抗疫一线的医务工作者提供理发服务。　魏志阳　马翔　摄

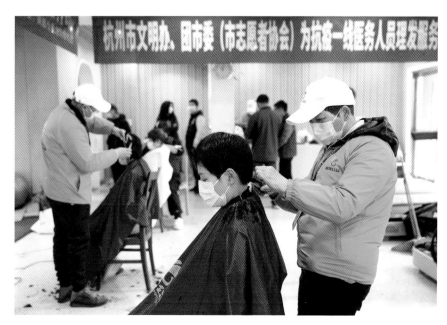

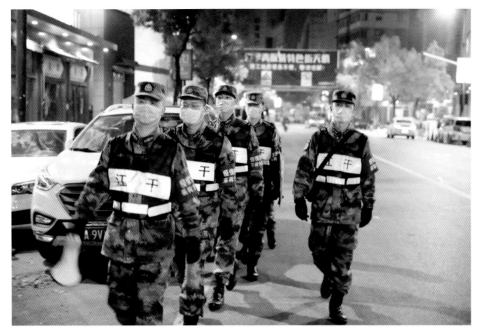

图1 3月7日深夜，杭州市采荷街道民兵防疫应急小分队，分批分区在辖区街道进行夜巡。疫情防控期间，这支由年轻人组成的防疫应急分队，肩负着全街道16个社区和四季青服装市场的物资保障、巡查巡防工作。他们白天主要忙于奔波各处送物资、送服务，晚上又穿梭在大街小巷夜巡保平安。　周旭辉 王艺瑶 摄

图2 3月8日，在杭州市江干区闸弄口街道蓝天社区，小区女志愿者们坚守在岗，从事各类志愿服务。整个江干区有一万多名巾帼志愿者，是疫情防控一线最动人的身影。　林云龙 江燕 摄

图3 在杭州市古墩社区，一名叫王际浙的志愿者成了社区的"外交官"。王际浙与马云曾是英语角"角友"，会说一口流利的英语。随着部分国家新冠肺炎疫情暴发，每天都有不少外国友人陆续打电话来社区咨询，王际浙为社区和外籍人员架起一座沟通的桥梁。　章洁 张丽丽 摄

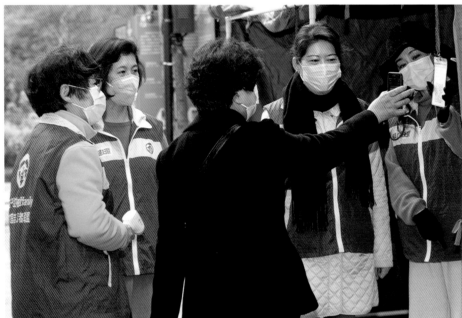

1

――

2

――

3

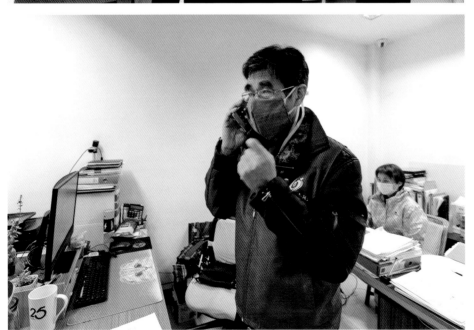

# 第四篇
## 温情定格

疫情面前，大爱无疆。

一封封请战书、一句句誓言给了我们感动和信心，这些在抗疫一线的人们日夜不停地付出，为守护群众健康筑起堡垒，而从四面八方源源不断汇聚的爱心，一声声感谢，一张张笑脸，则成了他们的坚强后盾，让一切愈加温暖有力。

面对疫情，浙商浙企迅速行动，勇担社会责任，投入疫情防控阻击战。许多企业家"逆行"而上，协调动员各方力量，或生产供应急需的医疗防护用品，或奔走购买紧缺物资、积极捐款，为这场战役贡献自己的力量。一车车生活物资、一批批医护用品被送到医院、卡点等抗疫一线，为前线"战士"提供保障，提振信心。

身在异乡，心系家乡。疫情发生后，海外华人华侨发起捐款捐物活动，距离隔不开念乡之情，他们以实际行动诠释守望相助的手足深情。

你逆行守护大家，我为你照顾小家。奋战在一线的"战士"们，也是寻常的父母、子女和爱人。一声叮咛、一个拥抱、一封家书……是他们的亲人，用默默承担和无私奉献，支持着他们在抗疫一线英勇奋战，让他们在离别小家、保卫大家时心无旁骛。

疫情面前，没有旁观者。不同年龄、不同行业的人们纷纷加入这场爱心接力，用自己的方式为"逆行者"送温暖，为赢得这场战役的胜利凝聚力量。

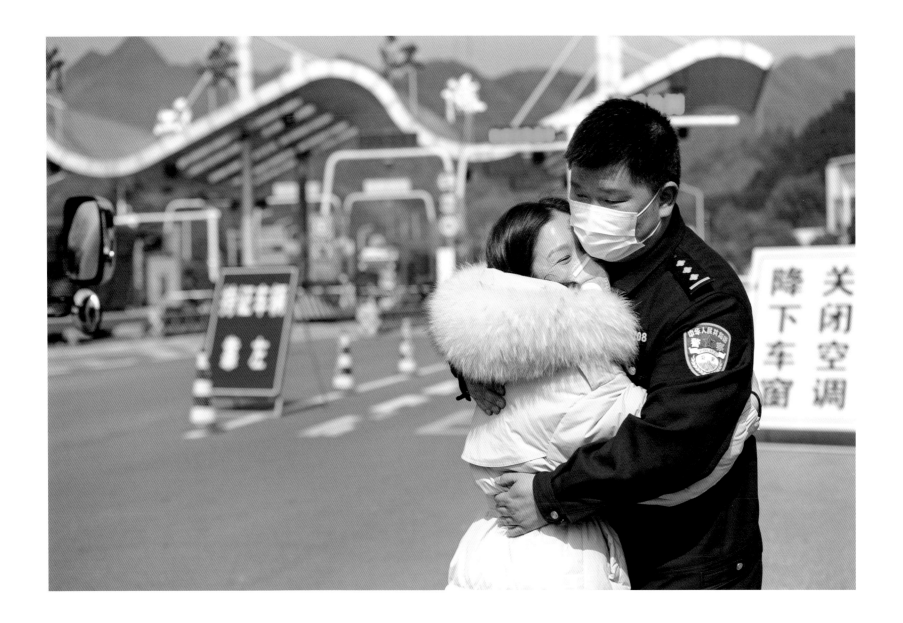

　　2月9日一大早，正在建德市大洋镇里黄村防疫检测点执勤的民警唐文斌接到妻子汪燕萍的电话："单位紧急通知，我马上要出发去武汉增援了，你好好的，等我回来！"

　　汪燕萍是建德市第一人民医院重症监护室护士，主动报名参加建德市第二批驰援湖北医疗队。为了见临行前的妻子一面，丈夫唐文斌拎着两袋巧克力和暖宝宝匆匆赶到新安江高速入口处等候。汪燕萍乘坐的大巴车一来，两人没有时间细谈，这对已经16天没见面的夫妻来了一个持续10秒的拥抱。

余炫　洪意钧　摄

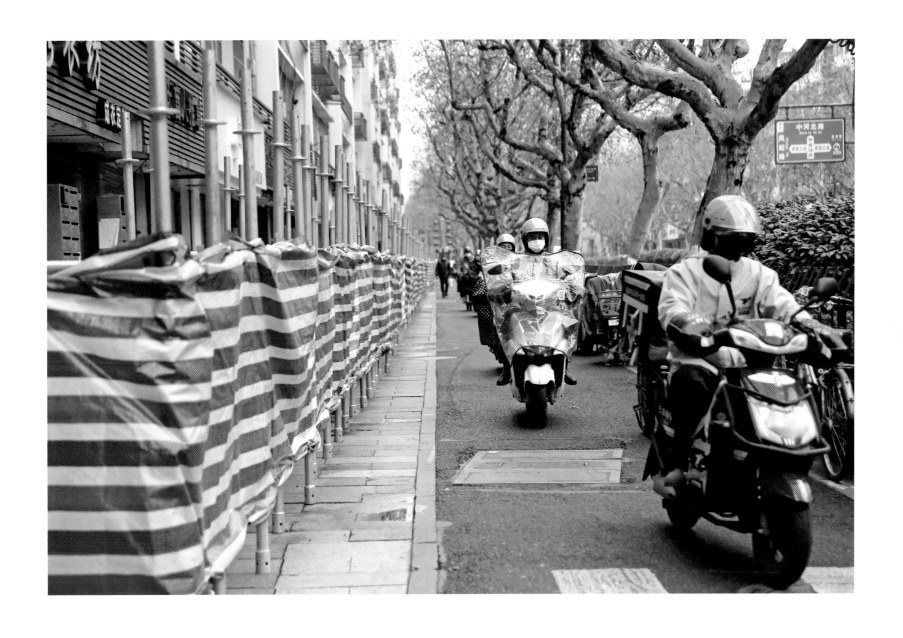

2月11日，杭州市体育场路，快递小哥在马不停蹄地送货中。疫情防控期间，路上最忙碌的人就是快递小哥，他们多跑路，居民就可以少出行。　魏志阳 摄

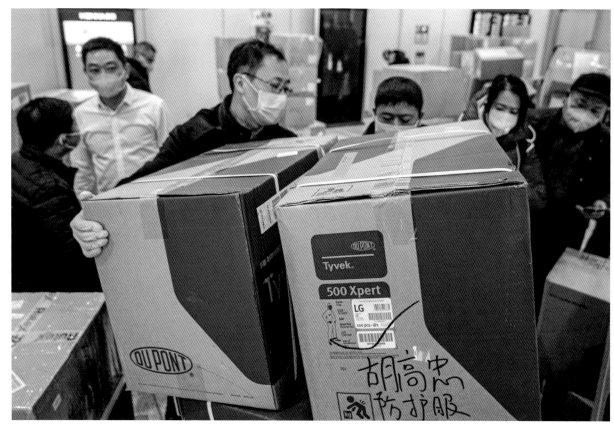

1月29日，由俄罗斯华人商会在当地采购的2吨用于防控新冠肺炎疫情的物资，共计241箱的医用口罩、防护服和护目镜，抵达杭州萧山国际机场，并由省侨联、省红十字会协调分配，运往疫情防控一线。

董旭明 摄

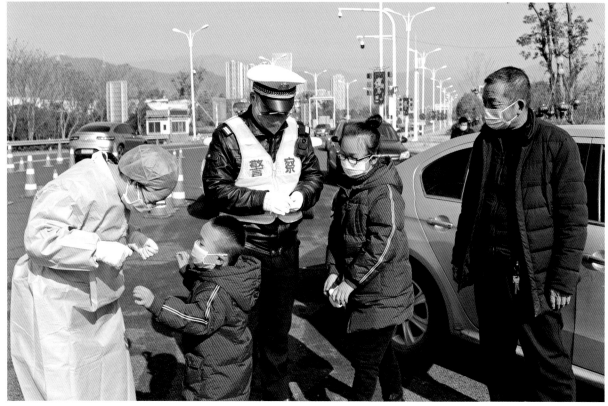

2月1日，在外公外婆的陪同下，王喜的两个孩子在S28台金高速仙居出口的检查卡点找到"失联"近10天的爸爸妈妈。这是他们一家人春节后的首次短暂团圆。王喜是仙居县人民医院的医生，她主动请缨加入医院卡点值守。她的丈夫顾子群是一名交警，疫情防控开始后每天基本都在公路上巡逻。大年三十，他们把6岁和10岁的两个孩子托付给老人。

在短暂的家庭团聚中，儿子想抱抱妈妈，王喜推着说："孩子，今天不方便，下次妈妈再多抱抱你吧。"王华斌 周国平 摄

2月3日，位于长兴经济技术开发区的浙江每刻爱尔空气净化科技有限公司，工作人员正在将新风净化机进行装车。该公司捐赠的价值150万元的新风净化机，分别发往湖北黄冈定点收治医院、襄阳市中心医院以及中国香港和中国澳门地区，用于防疫病房的室内空气管理。谭云俦 摄

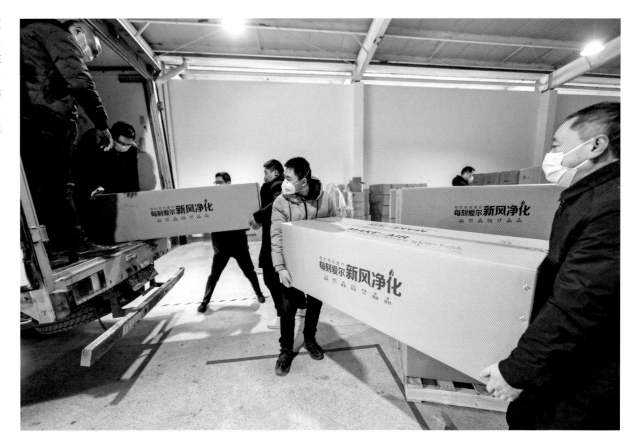

2月4日，舟山跨海大桥金塘高速服务区，舟山市公安局定海区分局巡特警大队女辅警乐丹维正举着一块写有"检查站前停一停，不留疫情留感情"标语的牌子，呼吁广大车主耐心等候测量体温。姑娘这一温馨的举动，被许多车主拍下并分享到朋友圈。
陈永建 摄

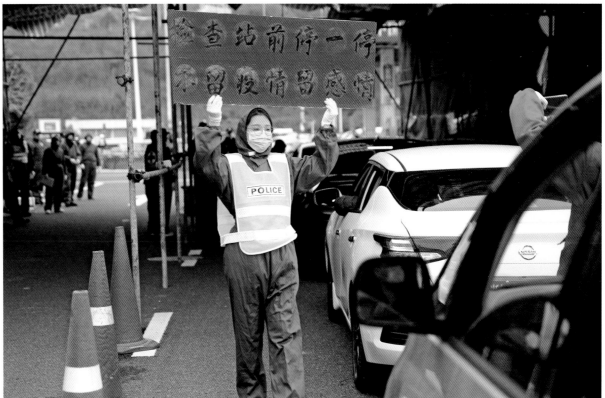

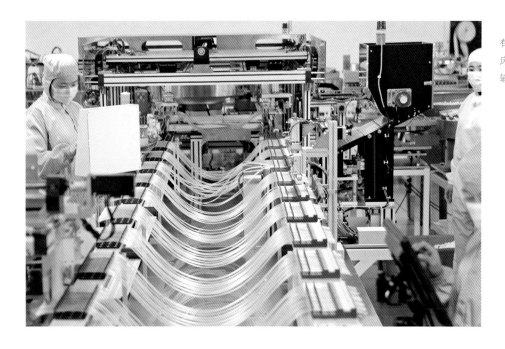

2月4日，浙江新德意医疗科技股份有限公司生产车间。工人们在赶制防止临床交叉感染的一次性输液器、无菌注射器、输液用连通管等医疗器械产品。 谢尚国 摄

2月7日，台州市路桥区横街镇欧路莎股份有限公司正在装运驰援武汉方舱医院的卫浴设施。欧路莎股份有限公司通过新闻报道得知武汉新设的方舱医院缺乏洗浴设施，便将原本出口欧洲的200套淋浴房设施转赠方舱医院。在此之前，该公司还捐赠了供医院使用的清洗设备和防护服。
蒋友青 王国洋 摄

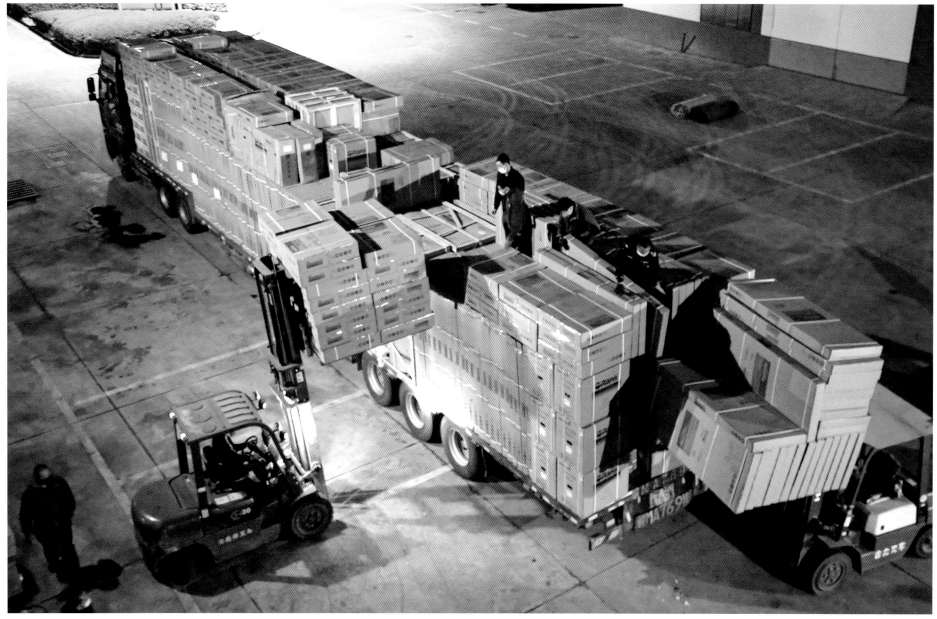

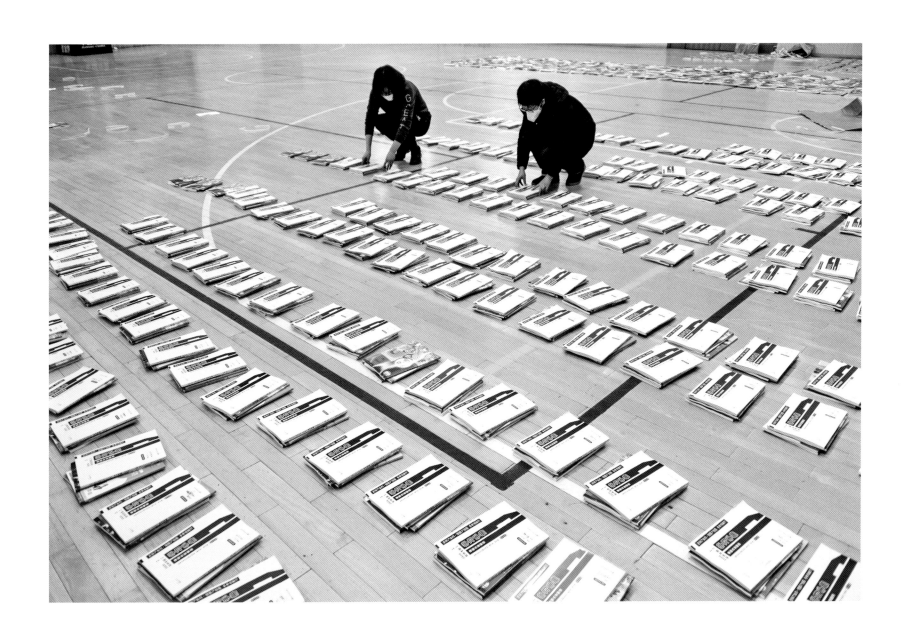

2月14日，杭州市安吉路实验学校的老师在分拣新学期的教科书，准备快递给宅在家的学生。停课不停学，教师不仅变身为"十八线主播"，又兼职当起了"快递分拣员"。

徐晖 摄

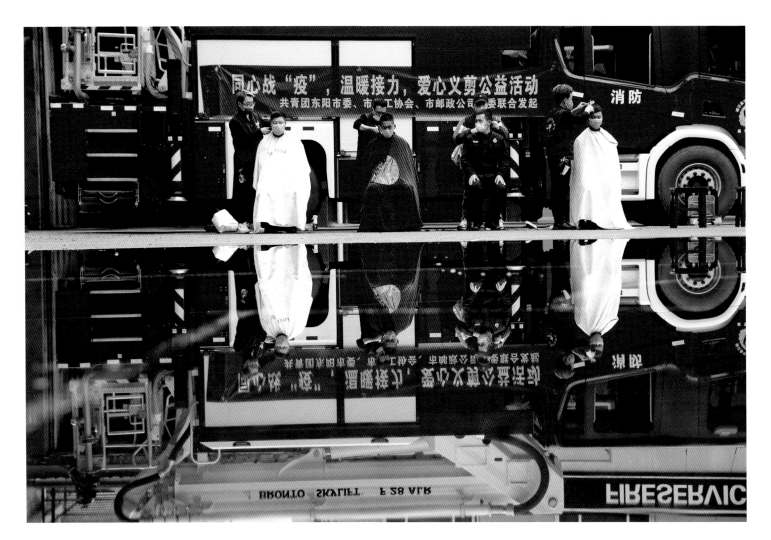

2月14日，共青团东阳市委、东阳市义工协会、中国邮政东阳市分公司联合举办"爱心义剪"公益活动，组织专业人员为一直奋战在疫情防控、医疗和生活物资寄递一线的"逆行者"免费理发。　　胡扬辉 摄

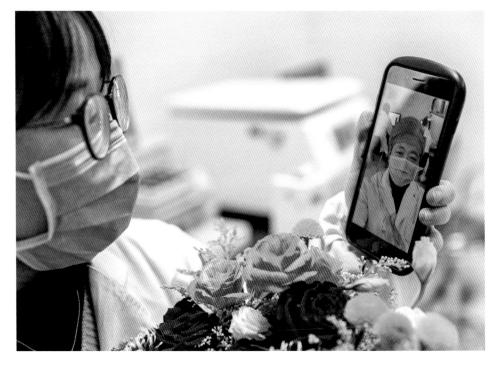

2月14日，舟山医院员工温媛媛在休息时间用手机和驰援武汉的丈夫杨志强连线："老杨，每年的这个时候都是你送我花，今年，这束花由我来送给你。你在武汉注意防护，我和孩子等你平安归来！"温媛媛夫妇一直在战"疫"一线。温媛媛的丈夫杨志强作为舟山市第二批赴湖北武汉的医疗队员，战斗在武汉科技大学附属天佑医院。　　陈永建 摄

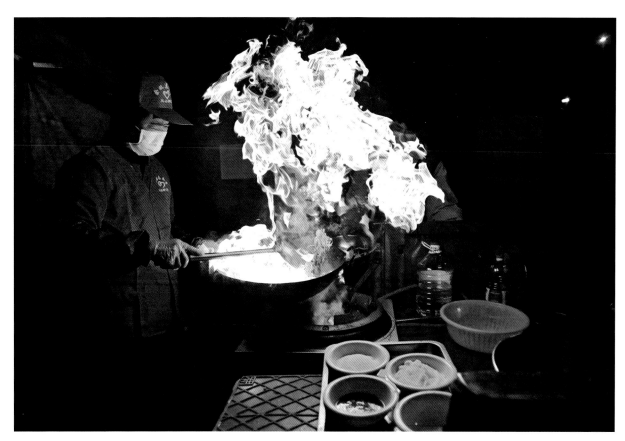

1
———
2

从 2 月 3 日起，受新冠肺炎疫情影响，余姚全市各村庄、小区实行 24 小时值守管控。村民郑树锋是一名家宴厨师，看到村里的党员、志愿者日夜坚守在全村四个防疫卡点，他每晚 9 点左右出门，免费为他们做夜宵，一直忙到凌晨两三点，通常要烧六十份左右的夜宵。　　　陈斌荣 摄

图 1　2 月 19 日 22 时 32 分，郑树锋正在挥勺颠锅，成为寒夜里防疫卡点的一道特别的风景。

图 2　2 月 19 日 22 时 35 分，香喷喷的炒面出锅，郑树锋小心地用筷子把面夹到餐盘里。

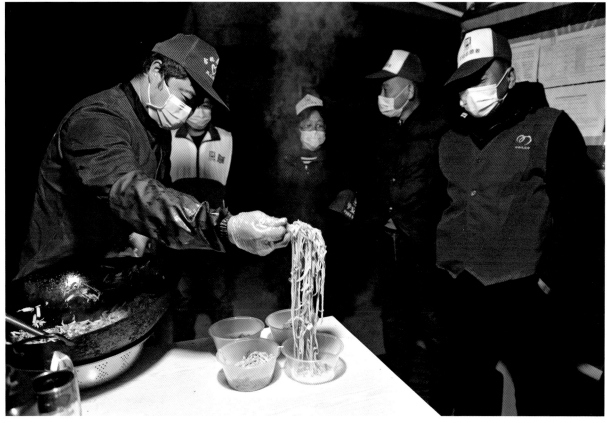

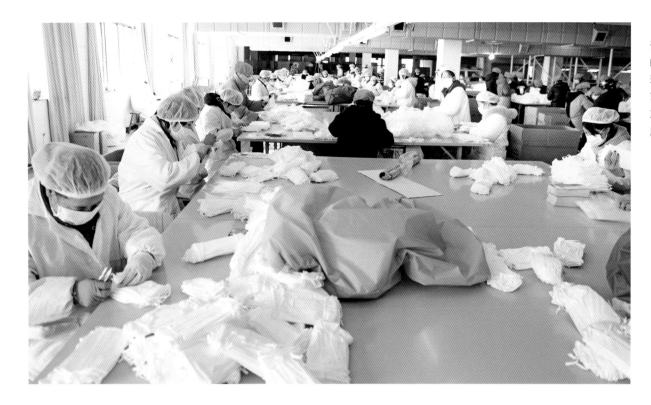

2 月 21 日，衢州市衢江区好梦来家纺有限公司车间，近 60 名来自衢州东方集团的酒店、家政等公司的员工，按时来此"上班"生产口罩。好梦来公司负责人说，口罩订单源源不断，员工又非常短缺，来自东方集团的这些"共享员工"帮助缓解了压力。

徐元昌　丰莉莎 摄

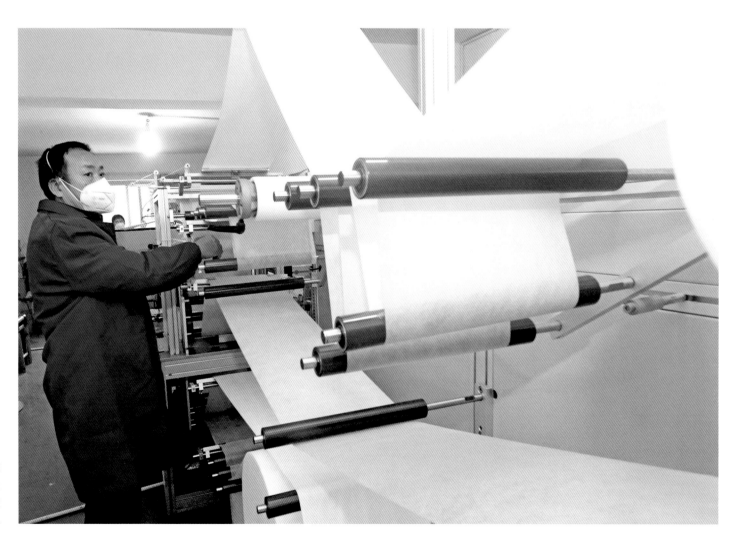

台州市路桥区国泰安全防护用品有限公司生产车间，工人们正在赶制防护口罩和多孔防风镜。为提高产能，该企业一天 24 小时不间断生产。　王保初 摄

2月22日晚，从新疆阿克苏起飞的G8683航班抵达杭州萧山国际机场，97名来自阿克苏的员工带着送给杭州人民的200箱红苹果，飞越4600公里平安到达杭州。经过一天的体检和休整后，他们将返岗复工。

为了满足企业复产的用工需求，降低返程运输的疫情传播风险，经浙江省援疆指挥部协调，杭州市富阳区人民政府和属地企业采用包机的方式，接这批阿克苏兄弟姐妹回杭。

董旭明 摄

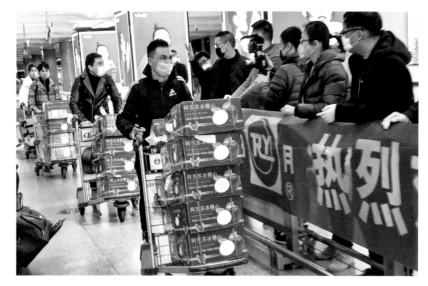

2月22日，德清县乾元镇北郊社区残疾人鲍森龙结束14天隔离回到家。他以自己的隔离生活为题材，创作了歌曲《党的温暖记心上》，并以吉他自弹自唱的方式录制下来，放到网络上。

倪立芳　朱勤 摄

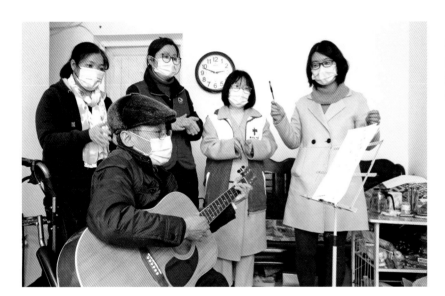

2月26日，温州市抗疫联盟的5名理发师志愿者来到温州市中心医院，为持续奋战在抗疫一线的50余名医务人员免费理发。

赵用 摄

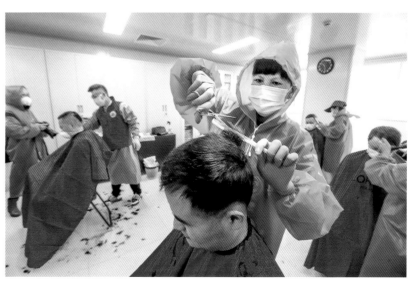

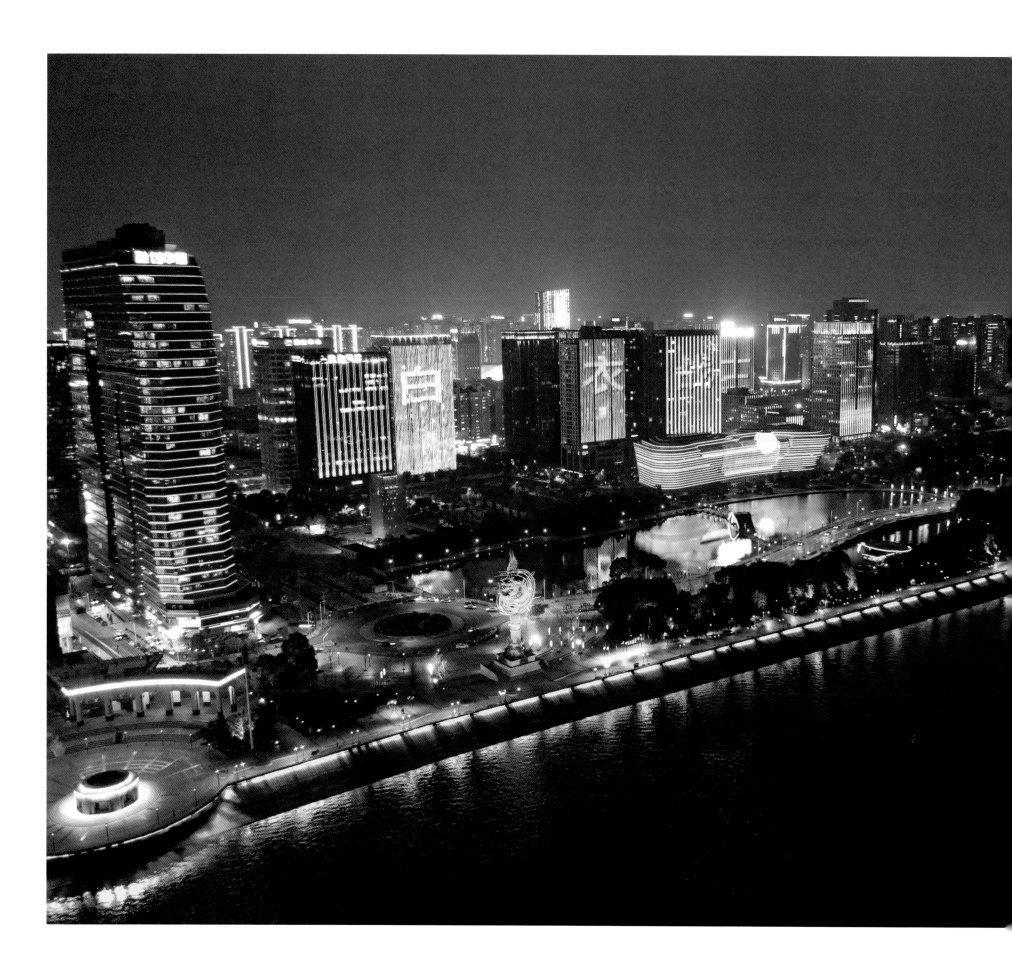

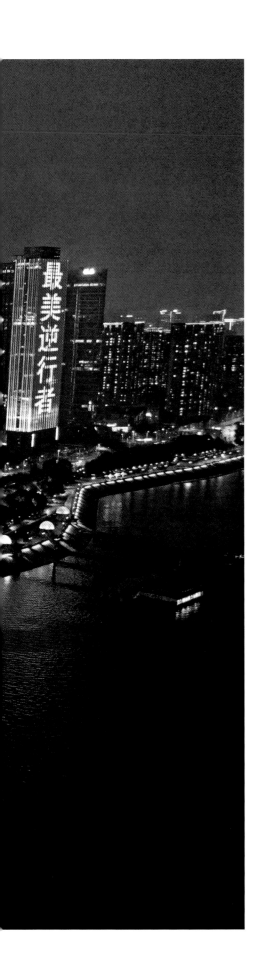

3 月 2 日晚，100 幅医护人员奋战在抗疫一线的巨幅海报，在湖滨步行街、武林广场、省人民大会堂北广场等杭州市一百多块户外大屏上联播，同时还与钱塘江两岸的媒体墙等载体同步互动，实现同一个城市、同一个画面、同一种声音，向白衣战士致敬。

魏志阳　董旭明　摄

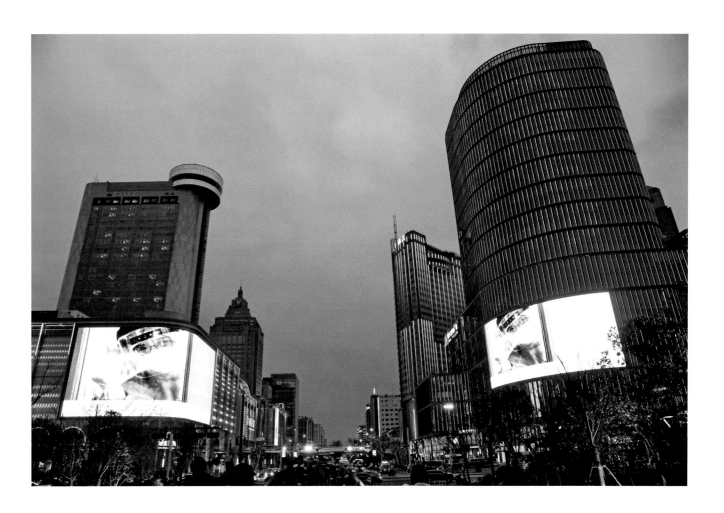

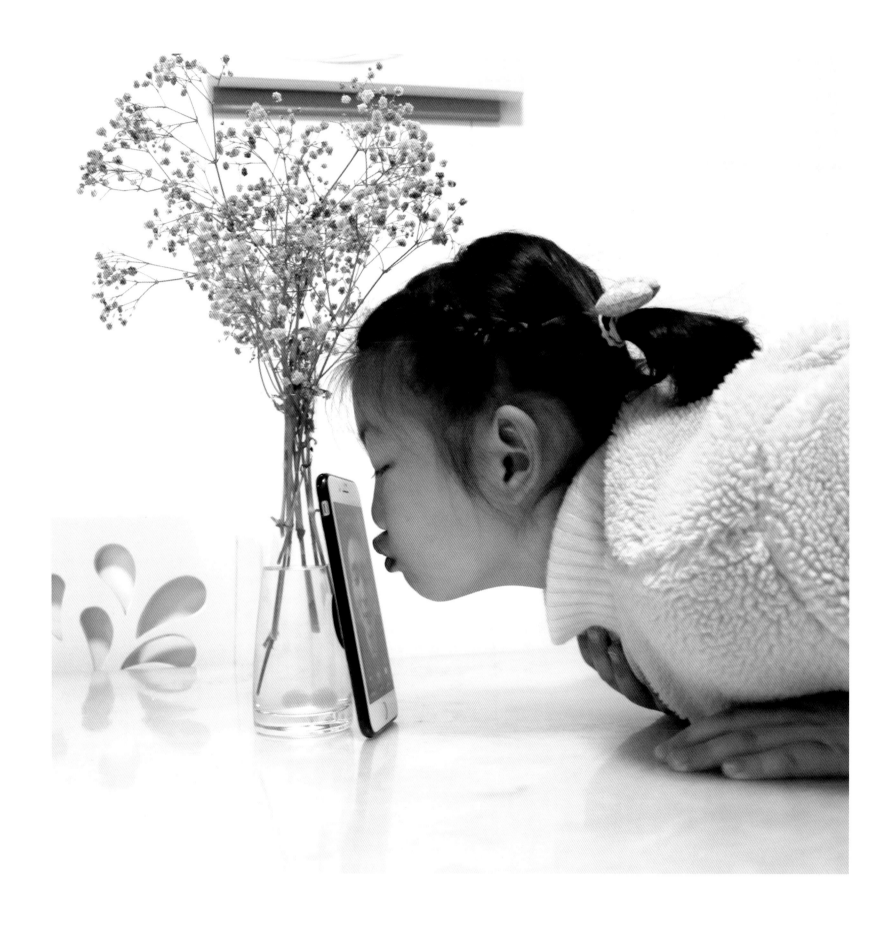

3 月 1 日，台州市黄岩区。陈欣逸跟远在湖北省荆门市支援当地抗疫行动的爸爸视频通话。　潘侃俊 摄

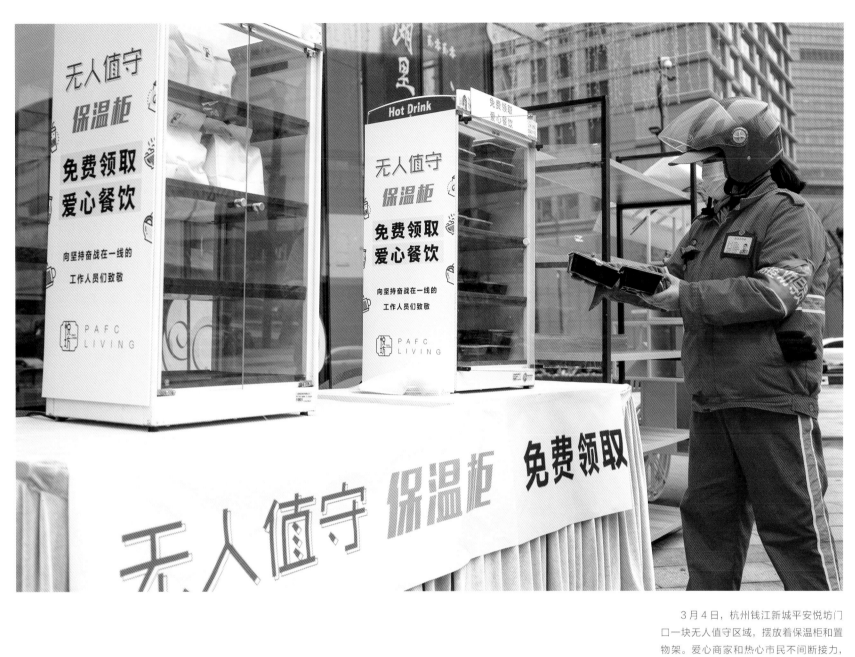

3月4日，杭州钱江新城平安悦坊门口一块无人值守区域，摆放着保温柜和置物架。爱心商家和热心市民不间断接力，往里面存放热餐和热饮，供外卖和快递小哥、交警城管、环卫工人等一线工作人员免费领取。
董旭明 摄

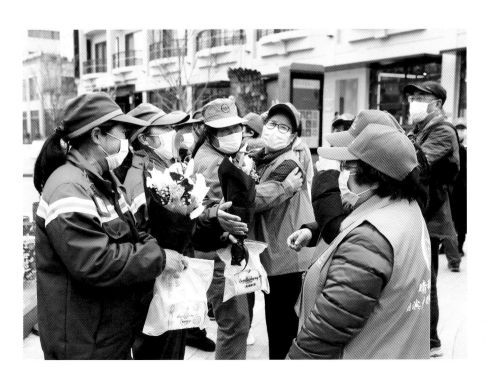

3月8日，杭州晴雨公益志愿者走上街头，走进社区、医院，为坚守一线的"女神"们送上节日的鲜花、蛋糕和祝福。
魏志阳 马翔 什廷冲 摄

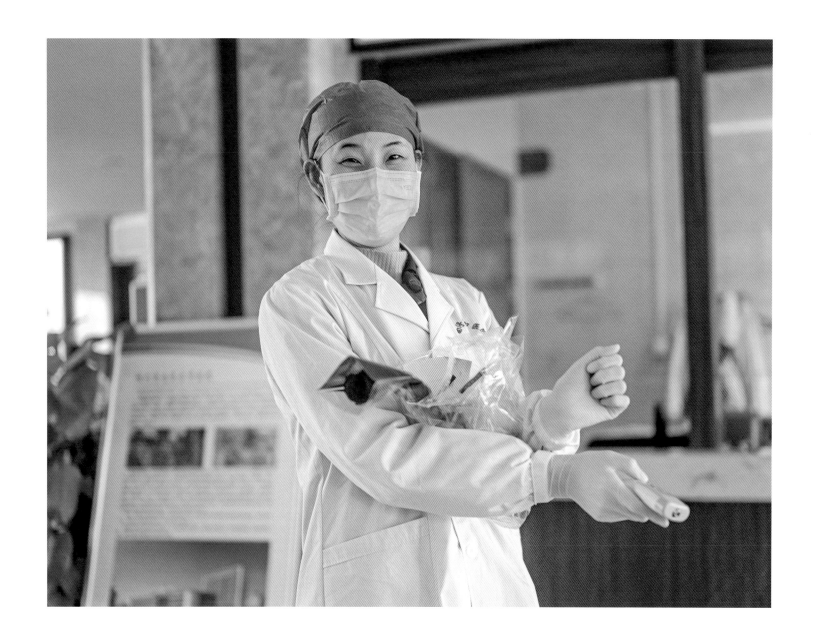

　　3月8日，三八妇女节，在湖州市南浔区中医院门口测体温的刘雪娟护士，突然收到爱心市民赠送的鲜花。此时，她正戴着防护手套，只能用双臂夹住花朵。

　　　　　　　　　　陆志鹏　赵伟阳　摄

2月24日，德清县一名新冠肺炎康复者在湖州观凤爱心献血屋捐献血浆，这些血浆将用来拯救正在与病魔搏斗的病友。

谢尚国 摄

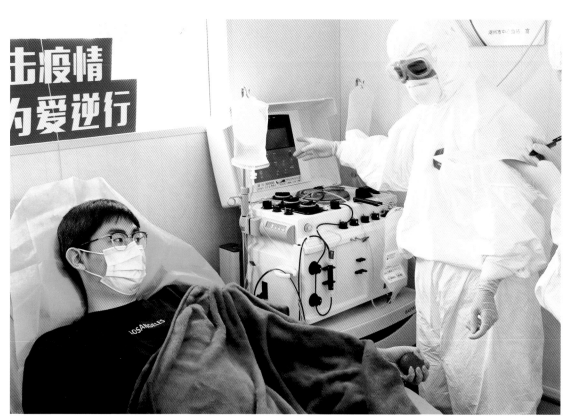

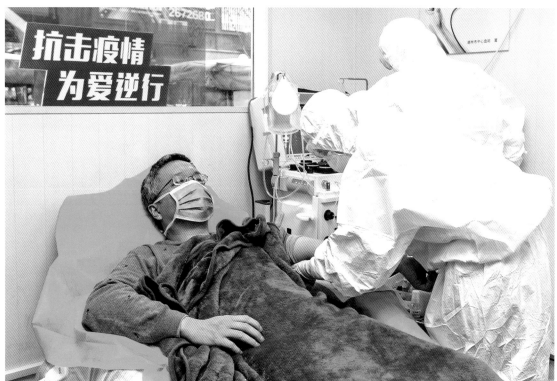

3月9日，长兴县新冠肺炎康复者杨先生正在湖州市中心血站捐献血浆。杨先生在康复后得知康复者的血浆可用于救治新冠肺炎患者，于是主动提出捐献申请。他捐献的血浆将被运往浙江省血液中心集中检测，由全省统一调配，用于救治新冠肺炎重症、危重症患者。

吴拯 摄

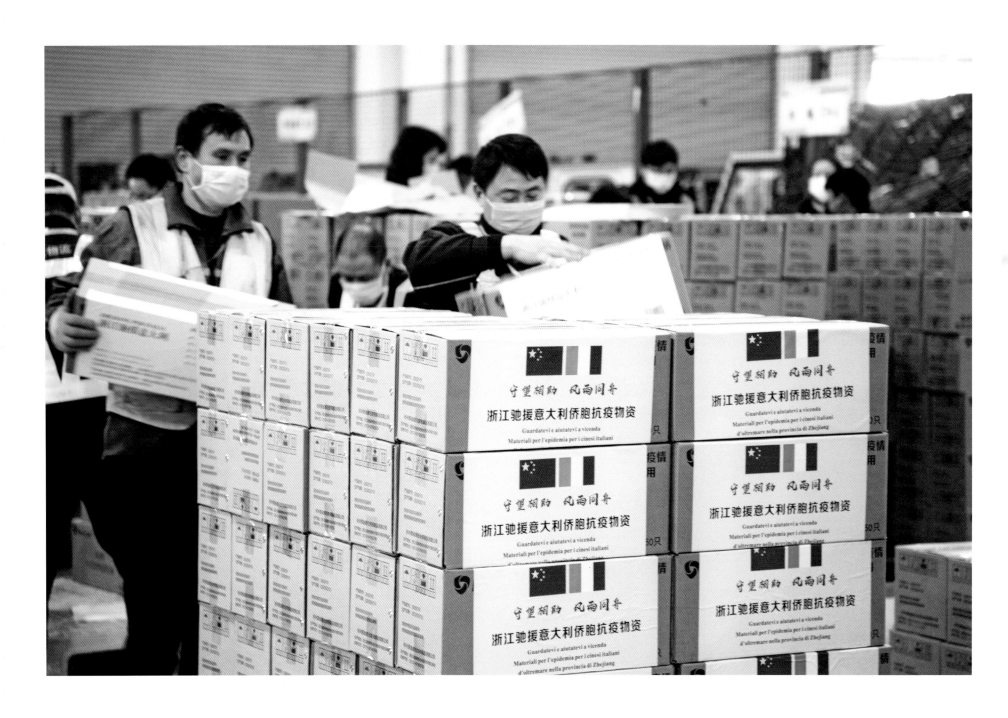

　　3月11日，一架载有26.4吨医疗物资的货机从杭州萧山国际机场起飞，飞往意大利。这些医疗物资由浙江省社会各界联合捐赠，包括一次性口罩、N95医用口罩、隔离衣、防护服、护目镜、乳胶手套等共4556箱。这是浙江省第一批驰援海外侨胞抗击新冠肺炎的物资。意大利是欧洲浙籍侨胞最多的国家，共有三十多万浙籍侨胞旅居该国。

王建龙 摄

# 第五篇
## 春回大地

一手抓战"疫"，一手抓复工。随着疫情趋稳，浙江各地因地因时、分类有序推进企业复工复产。

从"一图一码一指数"指导精准复工，到以专列、专机、点对点包车形式实行的从家门到车门到厂门的闭环管控；从积极培育新业态、新模式，着力扩大有效投资，到打通产业链，推动产业全面复苏；从服务春耕备耕恢复农业生产，稳住"菜篮子"和"米袋子"，到降税减负，为全省企业尤其是中小微企业的复工复产创造良好的税收环境……"驻企指导员""网上招商会""网上洽谈会""复工复产后疫情发现和应急处置预案"等新名词，成为我省复工复产浪潮下的一串高频词。

"两手都要硬，两战都要赢。"全省各地以精密的措施畅通物流、人流、商流，以管用的招法接续供应链、产业链、资金链，只为一鼓作气打赢疫情防控阻击战，只争朝夕下好经济社会发展先手棋。

积极复工复产，统筹疫情防控和经济社会发展，是一次大战，也是一次大考，浙江全力以赴。

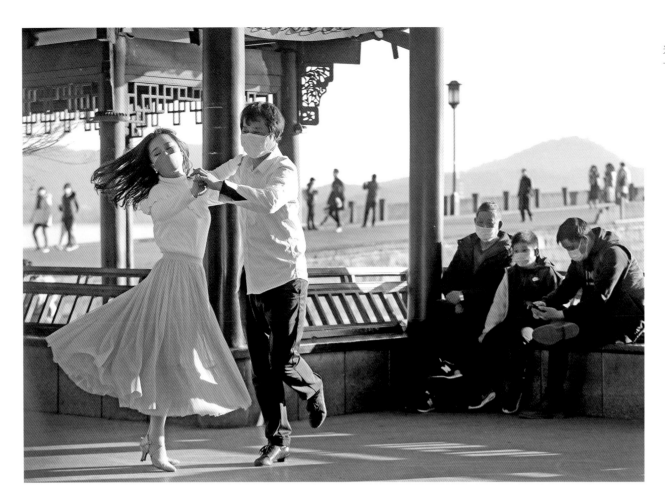

2月18日，在杭州西湖断桥旁的云水光中亭里，两名舞蹈爱好者在音乐的伴奏下翩翩起舞。　林云龙 摄

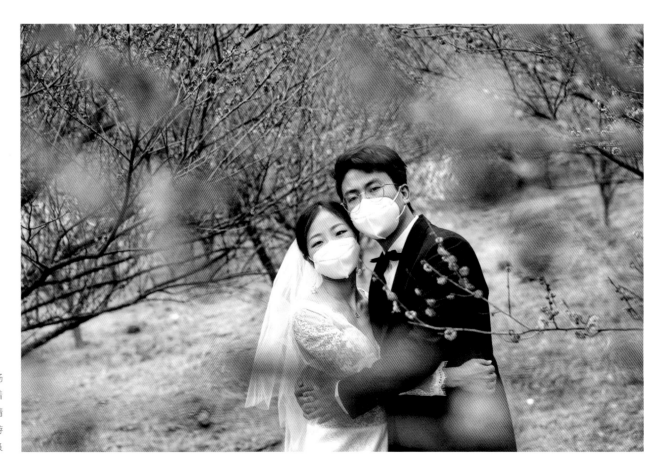

2月21日，在德清县下渚湖街道上杨村3A级旅游景区梅花园，一对新人戴着口罩拍摄外景婚纱照，在花海中留下疫情之下的甜蜜瞬间。当日，德清县A级旅游景区恢复对外开放。　谢尚国 摄

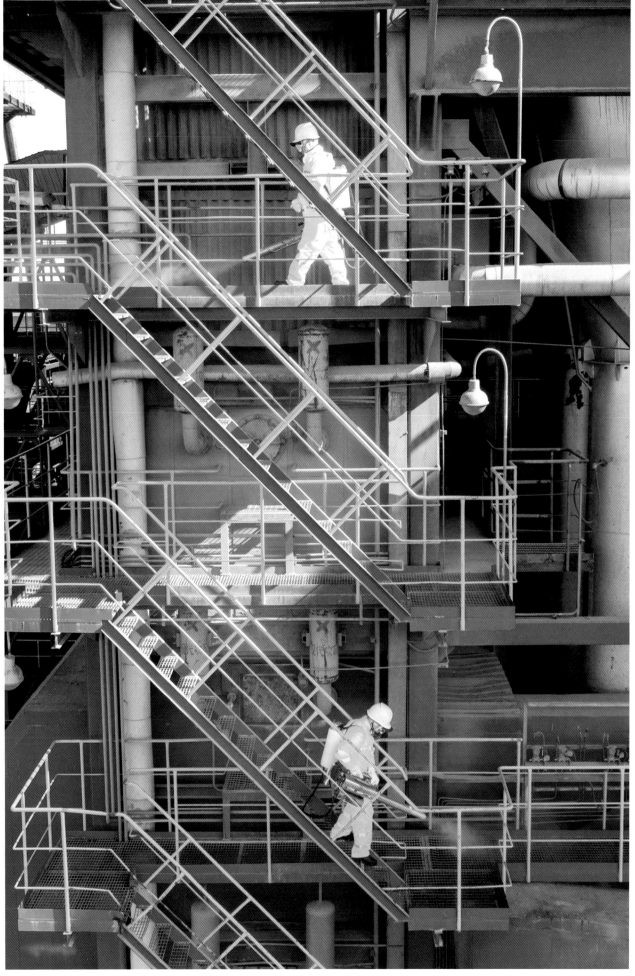

2月18日，长兴县夹浦镇一家企业内，志愿者正在利用电子脉冲喷雾机对厂区进行消杀。长兴县应急管理局通过科学管控、精密智控的方式，充分调动社会救援力量，运用无人机、电子脉冲喷雾机等高科技设备免费为企业、项目等提供全方位、多时段的消杀服务，指导企业和项目在做好疫情防控的同时，安全有序地复工复产。

谭云伟 摄

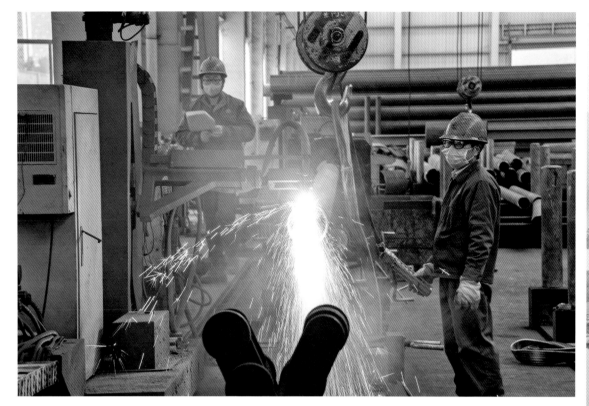

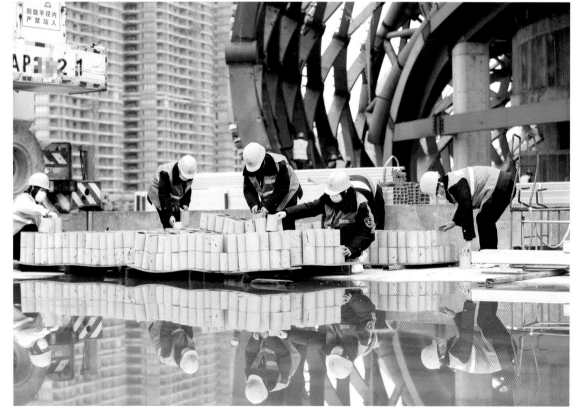

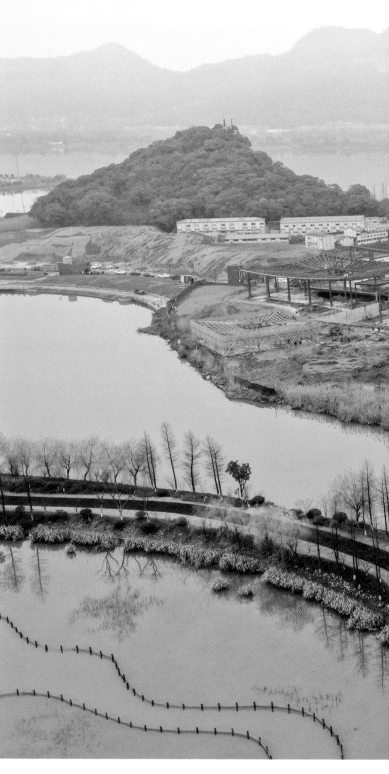

图1 2月10日，浙江东南网架股份有限公司首批本地籍员工上岗复工。作为杭州亚运会场馆建材的重要供应商，企业在做好疫情防控的同时，分时分批有序复工复产。

董旭明 蔡卡特 华兴桥 摄

1
——
2

图2 2月19日，杭州奥体中心亚运重点项目亚运三馆（主体育馆、游泳馆、综合训练馆），施工人员在忙碌建设中。

魏志阳 蔡卡特 廖伟 摄

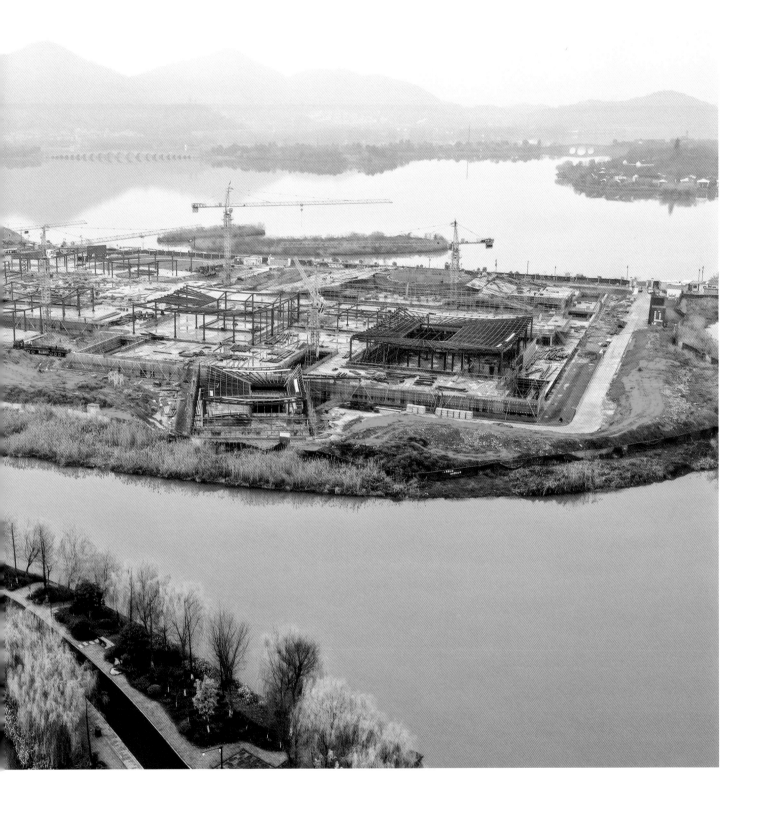

3月8日，位于杭州湘湖的世界旅游
博物馆项目实现全员返岗复工。

　　董旭明　范方斌　董东 摄

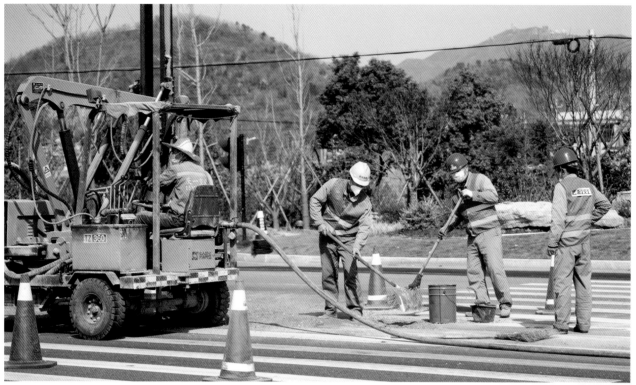

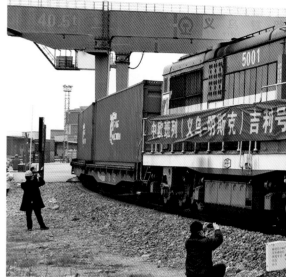

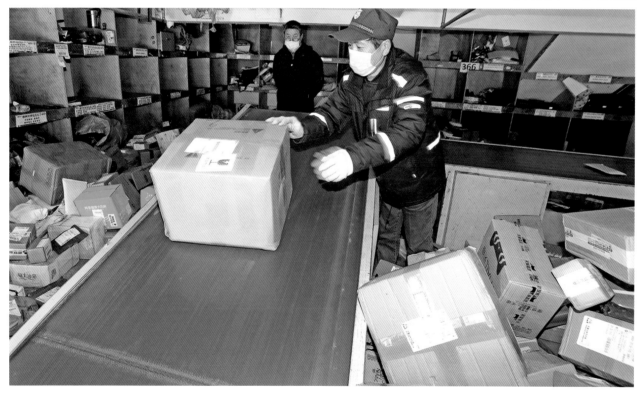

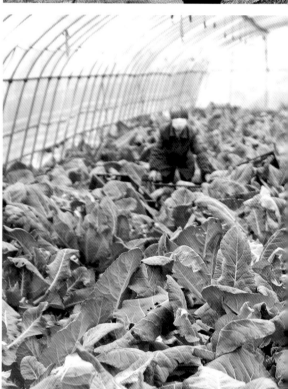

图1 2月6日，舟山定海新城海天大道，道路养护工人已返岗复工，正在清理路面垃圾。　　　　　　　　包丽霞 摄

图2 2月10日，满载着86标箱汽车配件的X8074次"义新欧"中欧班列，从义乌铁路西站出发驶向白俄罗斯明斯克。由此，"义新欧"中欧班列进入常态化运行。　　　　　　　龚献明 摄

图3 2月10日，杭州不少单位开始有序复工复产，但公共场所的防疫管控并未放松，甚至采取了更严格的措施。 潘海松 摄

图4 2月10日，杭州机场路里街圆通快递点，工作人员忙着

分拣邮件。2月10日起，中通、圆通、申通、韵达等主要快递品牌企业开始大范围复工，快递收派件量均快速回升，特别优先保障医疗物资和百姓生活必需品的运送和收派。　　　　林云龙 摄

图5 2月10日，杭州萧山伟友农业开发有限公司蔬菜种植基地，工作人员忙着抢收蔬菜，装箱送往杭州、宁波、上海等地。疫情防控期间，公司每天输送蔬菜八十吨左右，保障市场供应。
　　　　　　　　　　　　　　魏志阳　蔡卡特 摄

图6 2月11日，龙泉天和农业集团在做好疫情防控的同时，有序复工、抓紧生产，截至该日，完成外贸出口订单20个货柜。 张晓华 摄

| 1 | 2 | 3 |
|---|---|---|
| 4 | 5 | 6 |

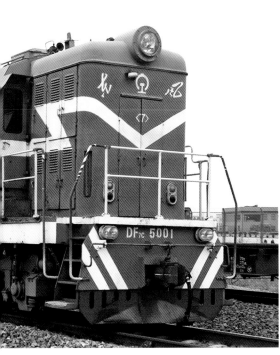

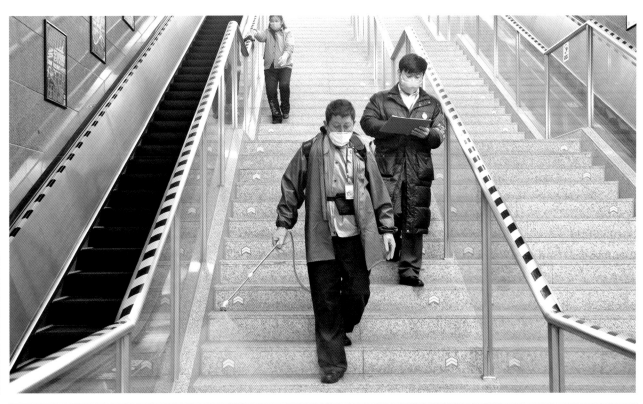

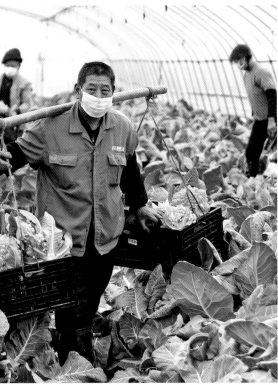

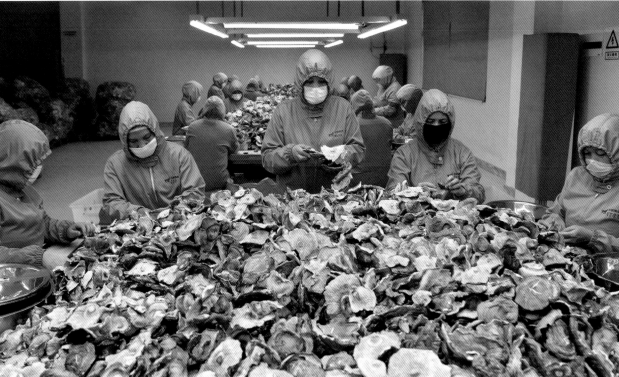

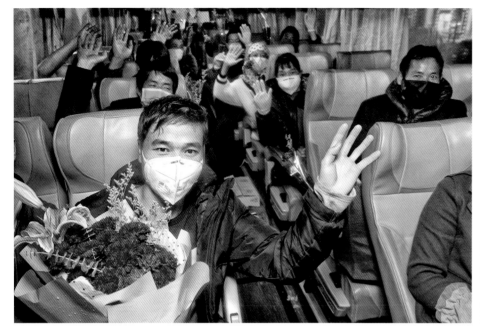

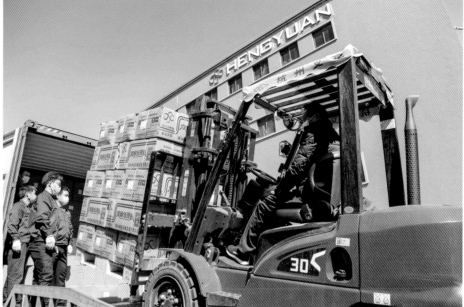

2月14日夜晚，载着浙江天能动力能源有限公司25名员工的大巴，从云南出发，历时两天两夜到达申嘉湖高速和平收费站。随后，医务人员逐一为返岗人员测量体温、消毒，进行身份核对，并送上鲜花。

吴拯 摄

2月17日，浙江恒远化纤集团春节后首批外贸订单顺利启运宁波北仑港，通过货轮发往埃及、土耳其等国家。企业所在地杭州市萧山区衙前镇的有关部门在防控疫情的同时，积极深化"三服务"工作，帮助企业申请到了运输通行证，保障企业外贸订单如期交付。

董旭明 蔡卡特 华兴桥 摄

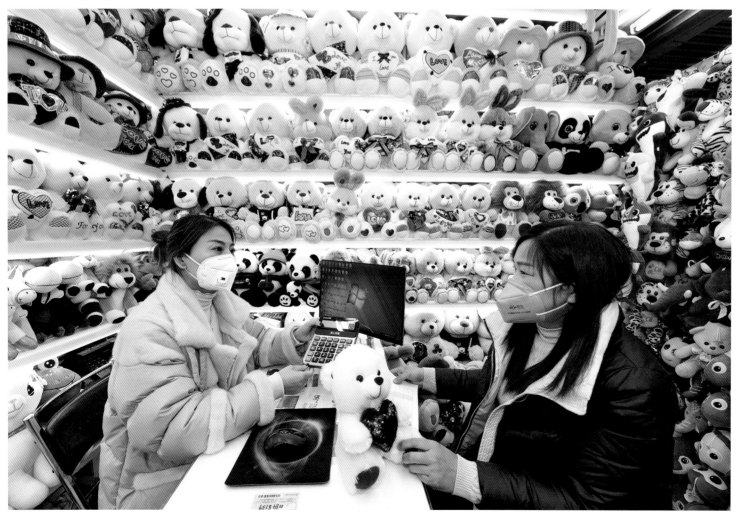

2月18日，全球最大的小商品批发市场——义乌国际商贸城开市，上万名健康状况获审核通过的市场商户迎接全球客商的到来，当日返岗率约为50%。

龚献明 摄

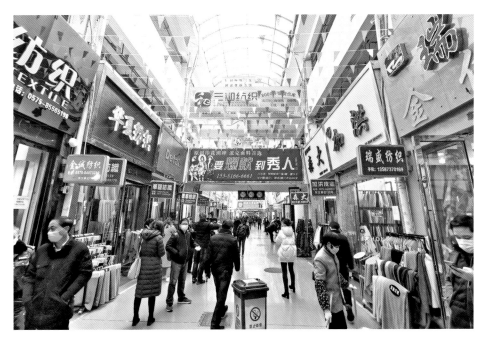

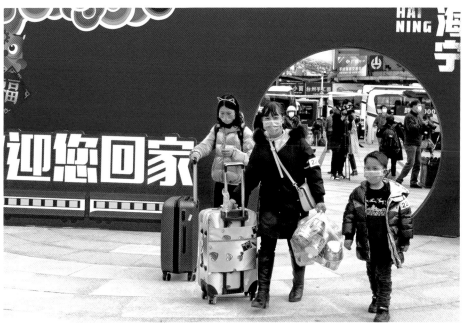

2月18日，绍兴柯桥中国轻纺城市场迎来春节后首个复业日，天南地北的经营户纷纷开门迎客。　高洁 摄

2月19日，一趟专列载着1080名新海宁人，从云南省昭通市出发，经过36个小时、跨越3570公里抵达海宁火车站。　陈海明 摄

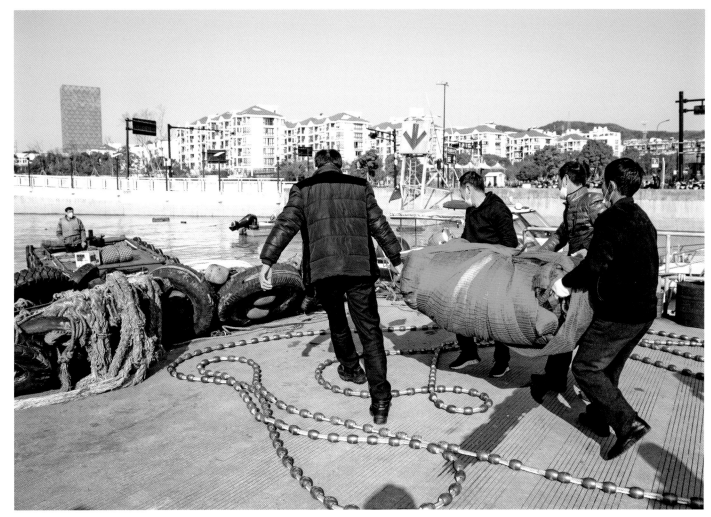

2月中旬以来，舟山市普陀区海洋与渔业局安排渔民在规定码头出海捕鱼，利用"海港的士"，接送渔民和运送渔民必要的生产生活物资到停泊在沈家门渔港的捕鱼船上。　余苏君 摄

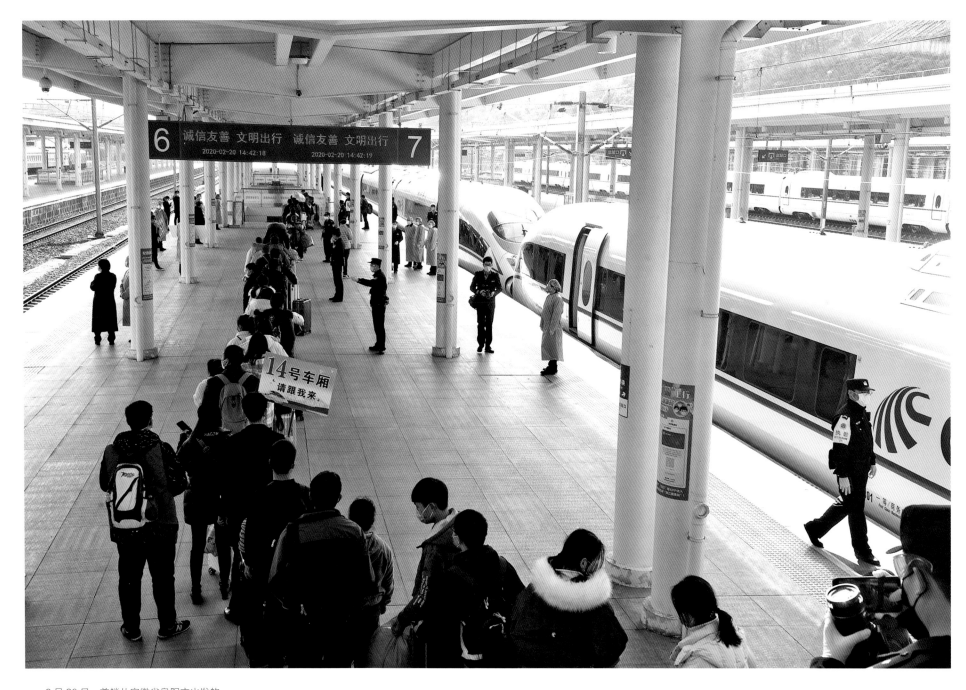

6 诚信友善 文明出行 诚信友善 文明出行 7
2020-02-20 14:42:18　2020-02-20 14:42:19

14号车厢
请跟我来

2月20日，首趟从安徽省阜阳市出发的
G9413次返岗专列顺利抵达义乌站。该趟专
列共16节车厢，载有一千多名返义员工。

龚献明 摄

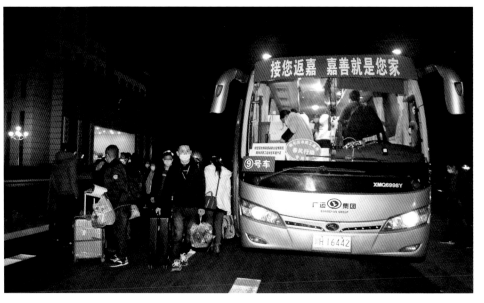

接您返嘉　嘉善就是您家

2月20日晚，12辆载着275名赴
浙江嘉善就业人员的巴士，从四川省广元
市出发，经过33个小时近2000公里的
行驶，陆续抵达嘉善县。这是嘉善县第二
批返岗的务工人员。　胡凌翔 陆丹 摄

2 月 20 日，舟山市普陀区红旗村观碶头晒场，当地村民趁好天气晾晒鱼干。

陈永建 摄

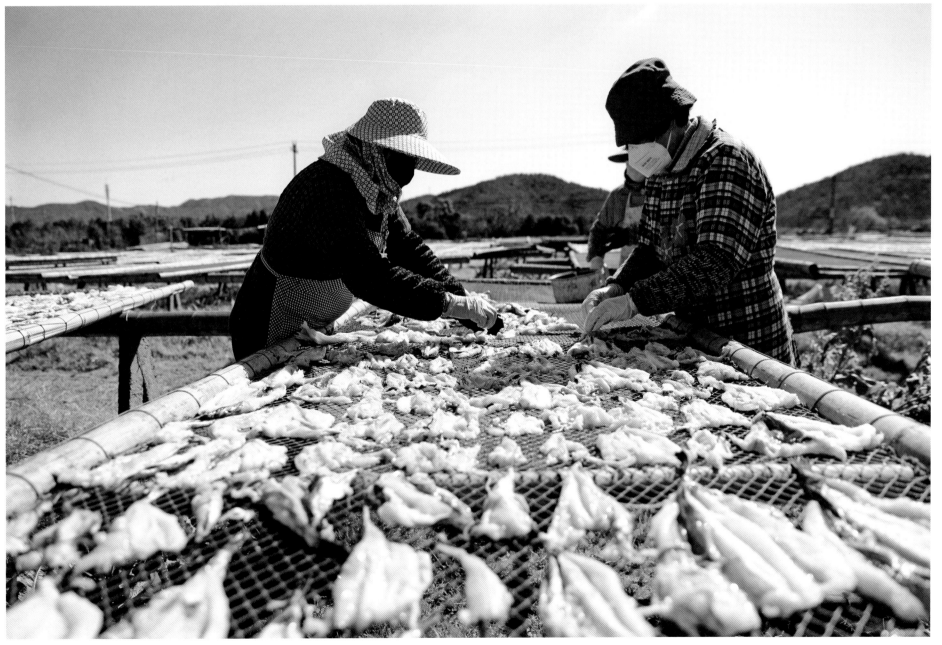

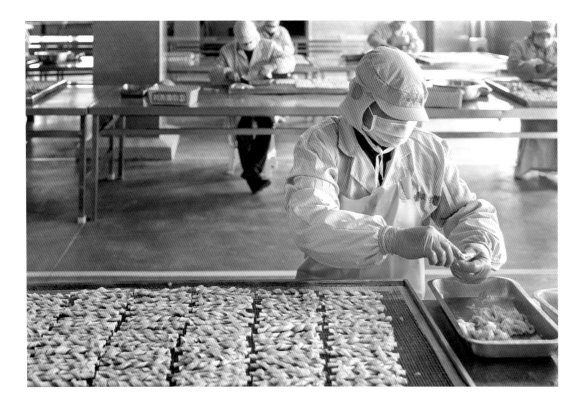

2月21日，温州市平阳县宠物小镇在确保疫情防控安全的前提下全线复工。图为佩蒂动物营养科技股份有限公司生产车间。

胡型众 摄

2月21日，从四川省绵阳市始发的首趟"返岗复工"专列，载着绍兴市89家企业的656名返岗员工抵达绍兴站。早已等候在车站门口的大巴，直接将员工送到各企业，实现"点对点、一站式"无缝对接。

阮关利 摄

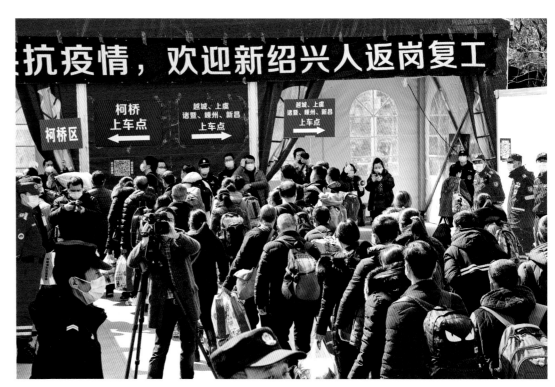

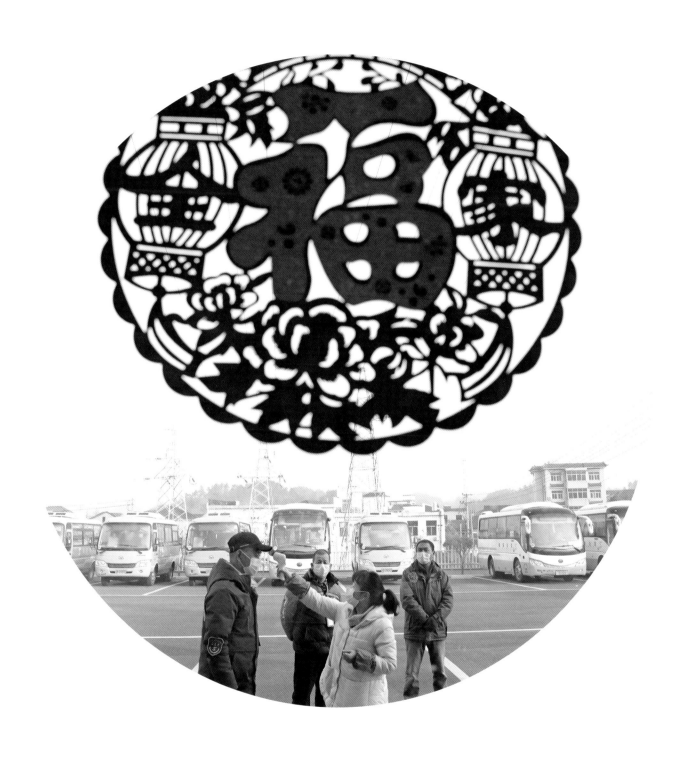

出于疫情防控需要，杭州市临安区所
有城乡公共交通一度暂停。2月21日，随
着企业复工复产，临安区公交车全面恢复
营运。
胡剑欢 摄

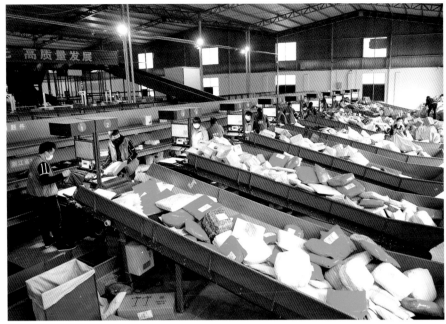

2月21日，中国邮政东阳市分公司江北新邮件处理中心，工作人员处理着一件件快递，已然恢复了往日的紧张与繁忙。

胡扬辉 摄

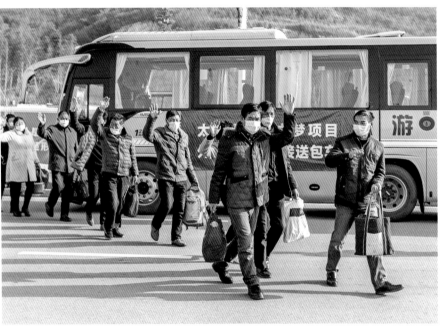

2月21日，长兴县太湖龙之梦乐园项目首批43名建筑工人，分别从贵州、江苏扬州两地乘坐跨省专车回到工地。为保障复工人员返岗，长兴县协调交通运管、人力社保等部门启动返岗直通车，采取"点对点、一站式直达"方式包车运送员工返岗复工。

吴拯 摄

2月22日，34家企业的140名复工返厂人员乘坐政府包机从贵州飞抵浙江台州。各企业安排车辆到台州机场迎接员工。

王华斌 摄

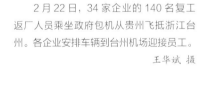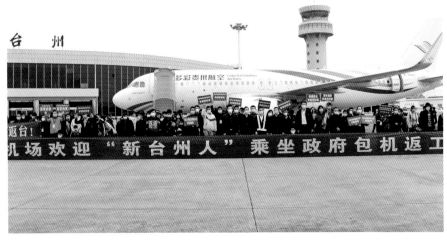

2月23日，武义汤记茶业公司员工
一边忙着手工炒制新茶，一边上淘宝现场
直播售卖。　　　　　　　张建成 摄

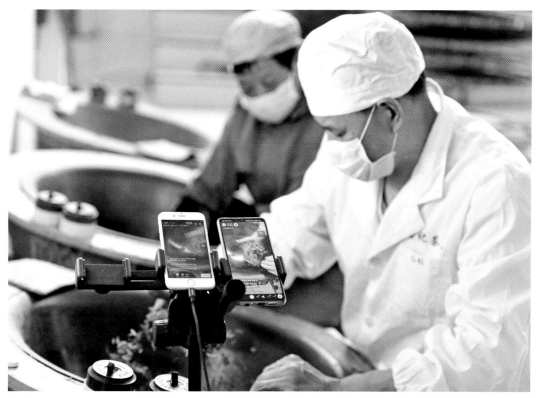

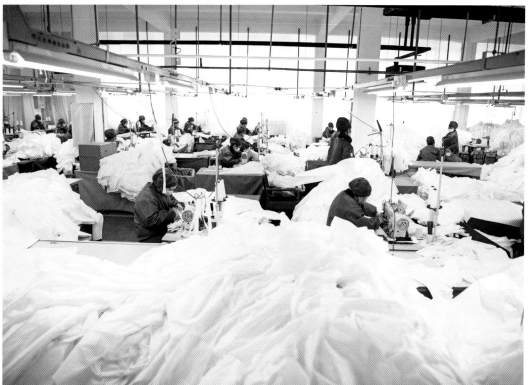

2月24日，位于天台县的浙江明丰汽
车用品股份有限公司生产车间里，员工们
正在全力生产医用防护用品。

张清秀 摄

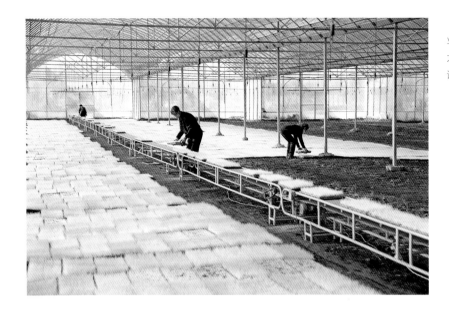

2月24日，东阳市画水镇恒新农机专业合作社，农民有条不紊地将水稻苗搬进大棚内。春耕时节，种植户们紧抓农时不误农事，积极开展春耕备耕。　胡扬辉 摄

2月25日，舟山首趟复工专列G7795次动车载着789名安徽阜阳籍务工人员顺利抵达宁波。随后，这些务工人员乘坐38辆大巴车到达舟山，他们将到全市一百余家企业工作，有力推动企业复工复产。
张磊 摄

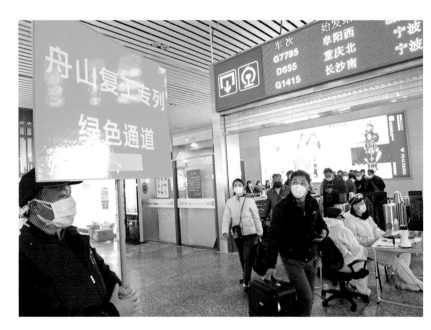

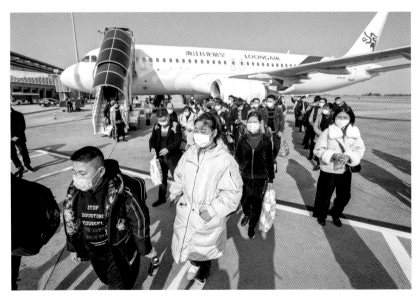

2月25日，从贵州遵义新舟机场起飞的GJ8012航班降落在温州龙湾国际机场，170名复工返岗人员顺利抵达温州。这是温州采取包机方式接回的首批复工返岗员工。　孙凛 钱枫枫 摄

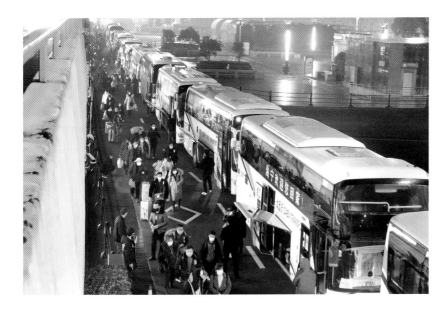

2月25日晚，从四川省宜宾市驶来的G4325次列车抵达嘉兴南站，这是继云南、贵州、河南之后海宁组织的第四列复工专列。当晚抵达的这1032名复工人员是全市11个镇（街道）303家企业的员工。在出站口，40辆挂着"海宁欢迎您回家！"等字样的大巴车早早地等候着，接到复工人员后将驶往各自的目的地。　王超英 摄

舟山市定海区企业通过专列、包车、包机等形式接回外省员工，加快有序复工复产。　陈炳群 摄

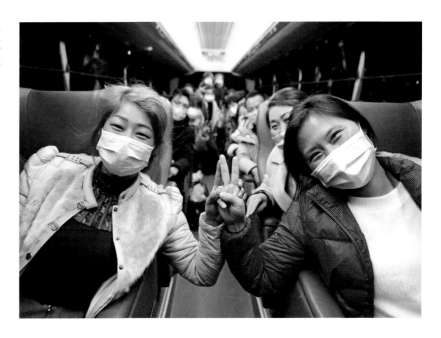

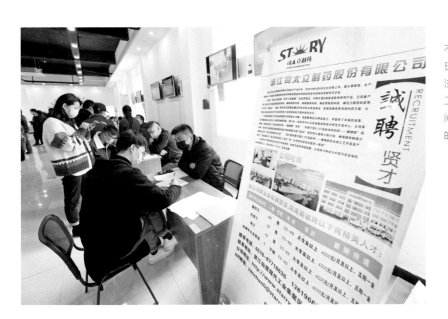

2月26日，仙居县经济开发区大厅，不少人在此寻找适合自己的工作岗位。当日，仙居县人力资源和社会保障局与县经济开发区联合举办助企帮复工招聘会，把用工招聘会开到企业门口，解决疫情防控期间务工人员"就业难"和企业"用工难"的问题。　王华斌 摄

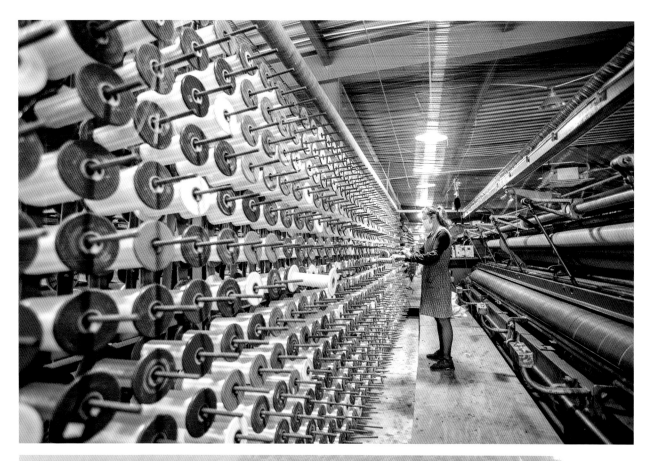

2月27日，位于瑞安的温州顺发渔网制造有限公司，工人在编织机前飞梭走线织渔网。该公司每天生产2500张不同规格的渔网，供应浙江、福建等地，支援沿海渔业复工复产。　孙凛 摄

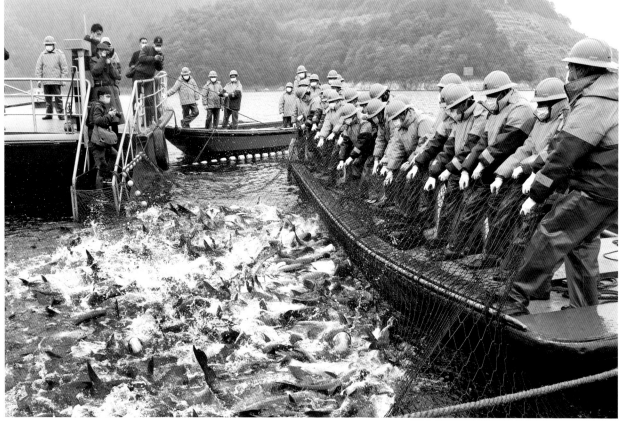

2月27日，淳安千岛湖再次上演难得一见的中华一绝"巨网捕鱼"。这天收获的新年第一网有机鱼超过两万公斤，杭州千岛湖发展集团有限公司把价值百万元的新春第一网有机鱼全部以半价的方式义卖，所得收入全部捐赠给防疫一线，用于购买紧缺的医疗设备。　杨波 摄

2月27日，杭州外婆家首店马塍路店恢复堂食，客人进店需戴口罩、亮绿码、测体温。餐馆采取了机器人送餐、自助取餐、隔桌而坐、隔座而坐等措施，以减少人员近距离接触。　　魏志阳 摄

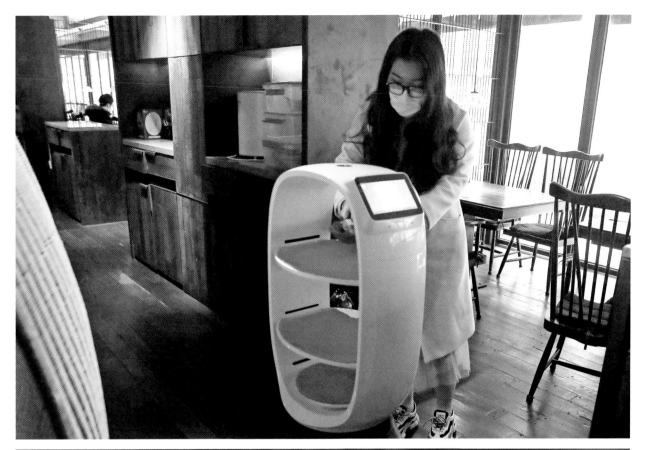

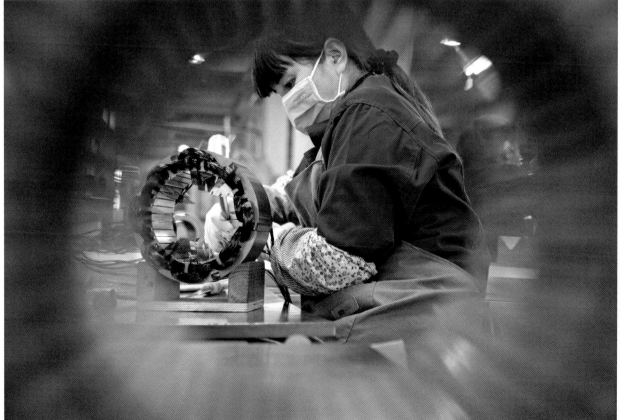

2月28日，丽水经济技术开发区浙江方正电机股份有限公司复工复产，员工正聚精会神地装电动机。　　邹董雄 摄

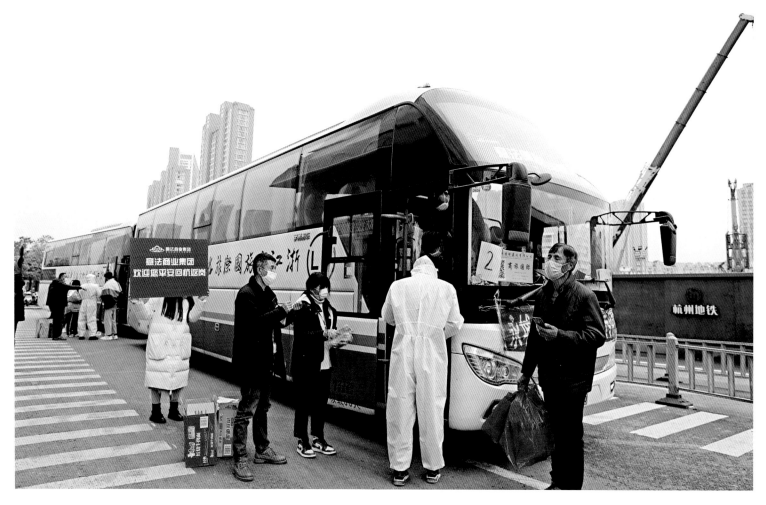

3月1日早晨6时许，第二批载有意法商业集团旗下各市场以及中国服装第一街商户、营业员、拉包工、物流快递等服装行业从业人员的10辆"意法暖心专车"从河南永城出发，于当日下午4时许，分批抵达杭州意法原创女装大厦。 周旭辉 摄

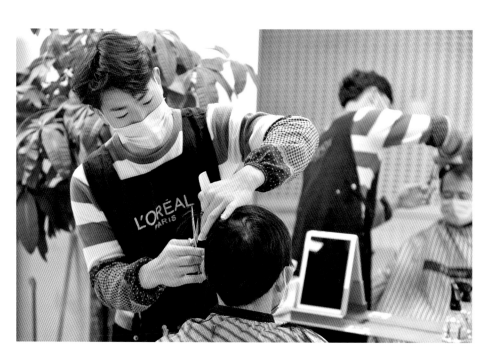

3月2日，杭州三坝地铁站美食街的部分商户恢复营业，理发店迎来等待已久的客人。当天上午，浙江省疫情防控应急响应等级从原来的一级调整为二级。 潘海松 摄

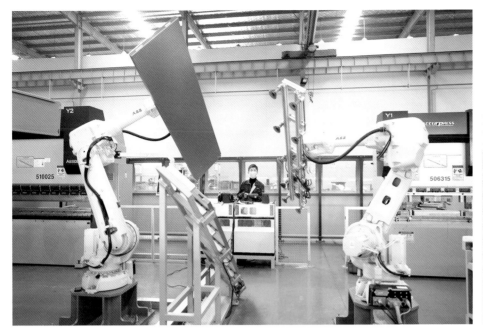
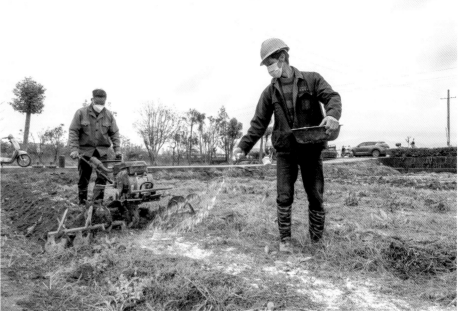
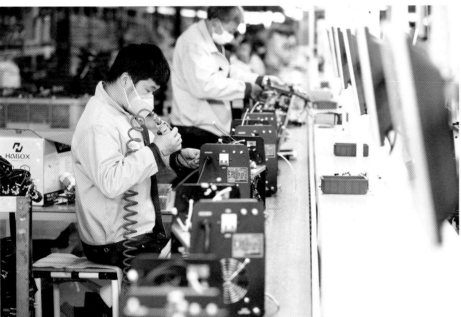
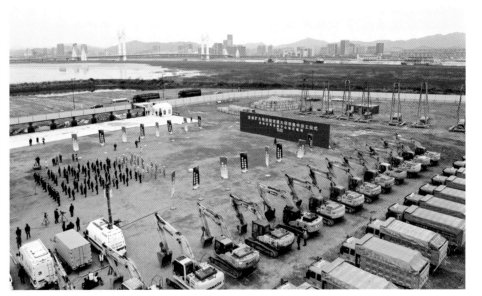

图1 3月2日，位于湖州市南浔经济开发区的沃克斯电梯（中国）有限公司，技术员正操作自动化厅门生产线，加紧赶制国内外电梯订单。 张斌 摄

图2 3月2日，丽水市莲都区碧湖镇石牛村，村民在田间地头忙着春耕备种、恢复生产。 孙慧彪 摄

| 1 | 2 |
|---|---|
| 3 | 4 |

图3 3月2日，浙江劳士顿科技股份有限公司员工正有序生产电焊机。 刘振清 摄

图4 3月3日，舟山自贸金融中心项目施工现场，打桩机、挖掘机及工程车整装待发。当天，浙江省举行全省扩大有效投资重大项目集中开工仪式，舟山市作为分会场之一，有11个重大项目同步开工建设，总投资达918亿元。 姚峰 摄

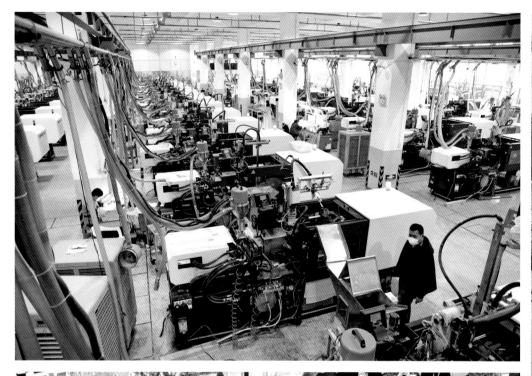

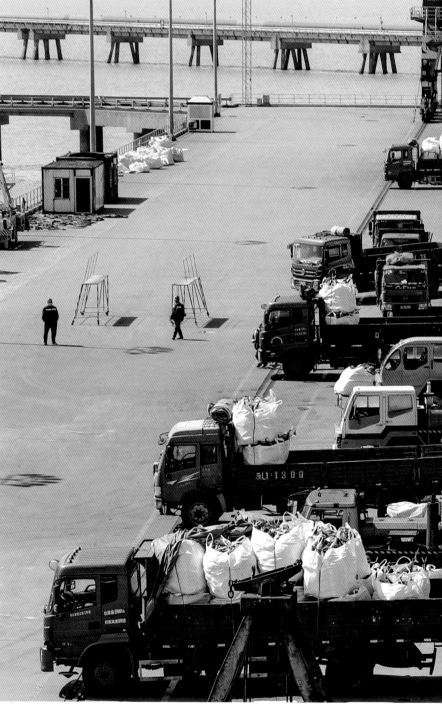

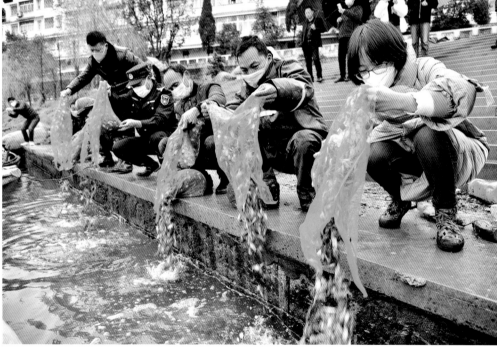

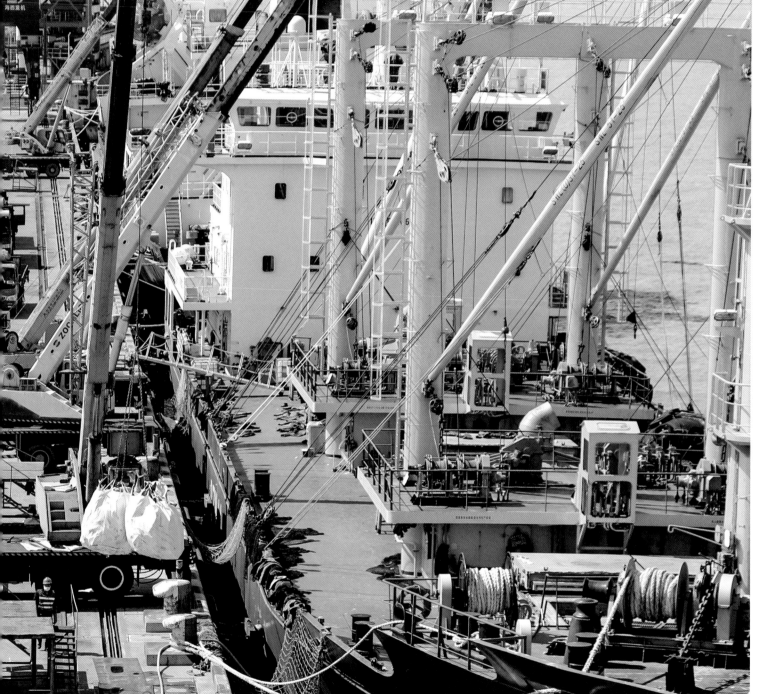

图1 3月3日，乐清市浙江红星电业有限公司"机器换人"车间内，工人们正在有条不紊地生产与家用电器和新能源汽车等配套的电连接器及端子。
                                           蔡宽元 胡志钦 摄

图2 3月4日，兰溪市农业农村局渔政站在钱塘江流域兰江南门码头进行渔业增殖放流活动，当天共向兰江水域投放两百多万只扣蟹苗。　　胡肖飞 摄

图3 3月5日，位于中国（浙江）自由贸易试验区北部片区的综保区配套码头，工人们正在用吊车将一袋袋南太金枪鱼从靠岸的两艘远洋冷冻船上卸下并装上卡车。
                                           陈永建 摄

3月5日，杭州市下城区文晖街道在
野风现代中心开展助力楼宇复工复产活
动，下城区中医院的医护人员到现场提供
健康咨询服务。　　　　　徐彦 摄

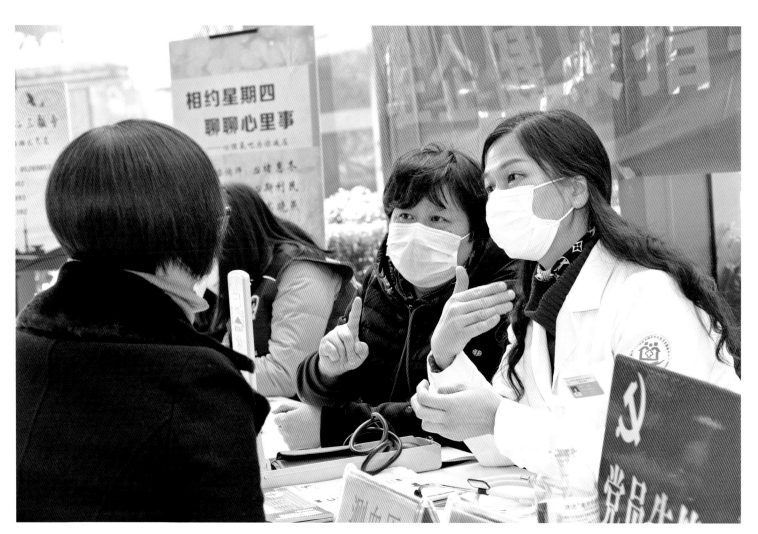

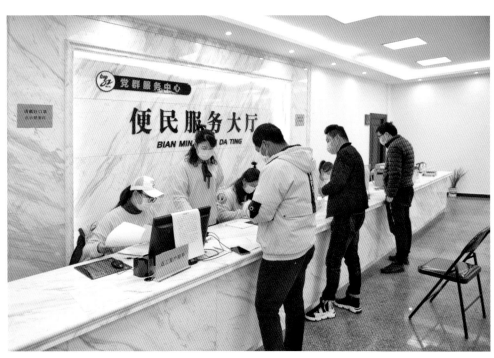

3月6日，随着企业复工复产，永嘉
县瓯北街道珠岙社区外来人员逐渐返回。
"瓯北大姐"志愿者服务队珠岙分队成员为
外来务工人员办理出租房备案登记。

叶建城 摄

3月6日，杭州市余杭区东西向快速路项目——崇贤至老余杭连接线工程施工现场。该工程作为贯穿余杭东西向经济走廊的"大动脉"，是重点民生项目"杭州中环"的重要组成部分。自2月18日复工以来，项目指挥部严格落实防疫和生产要求，科学制订新的项目推进计划，将因疫情延误的工期补回来。　董旭明　王怡昊　摄

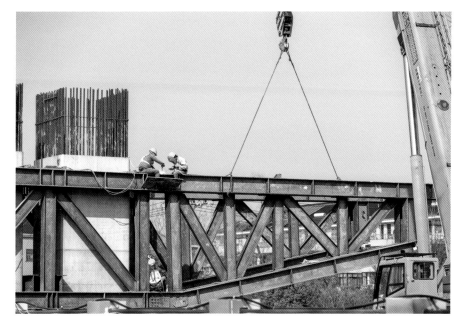

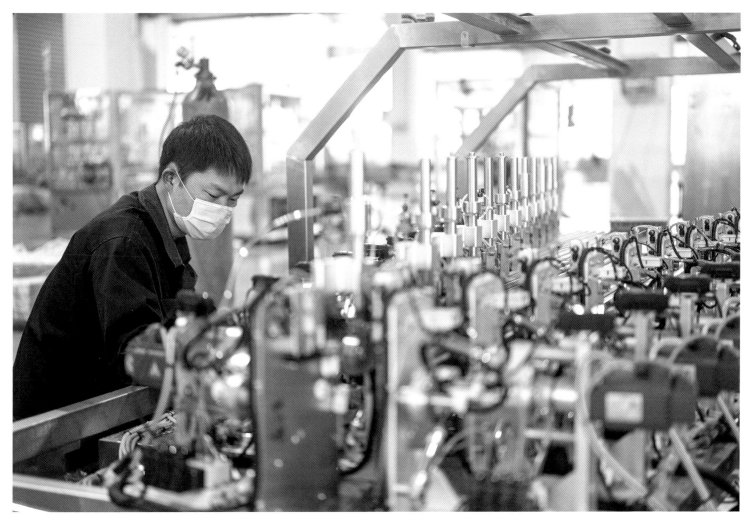

3月8日，位于湖州市南浔经济开发区的浙江霄腾智能科技有限公司生产车间内，工人们正在抓紧赶制一批运往江苏的全自动灌装液体生产流水线，用于生产消毒液等防疫物资。疫情发生以来，来自下游防疫物资生产企业的订单接踵而至，该企业将部分订单推后，紧急优先安排生产防疫物资的生产设备。

陆志鹏　赵伟阳　摄

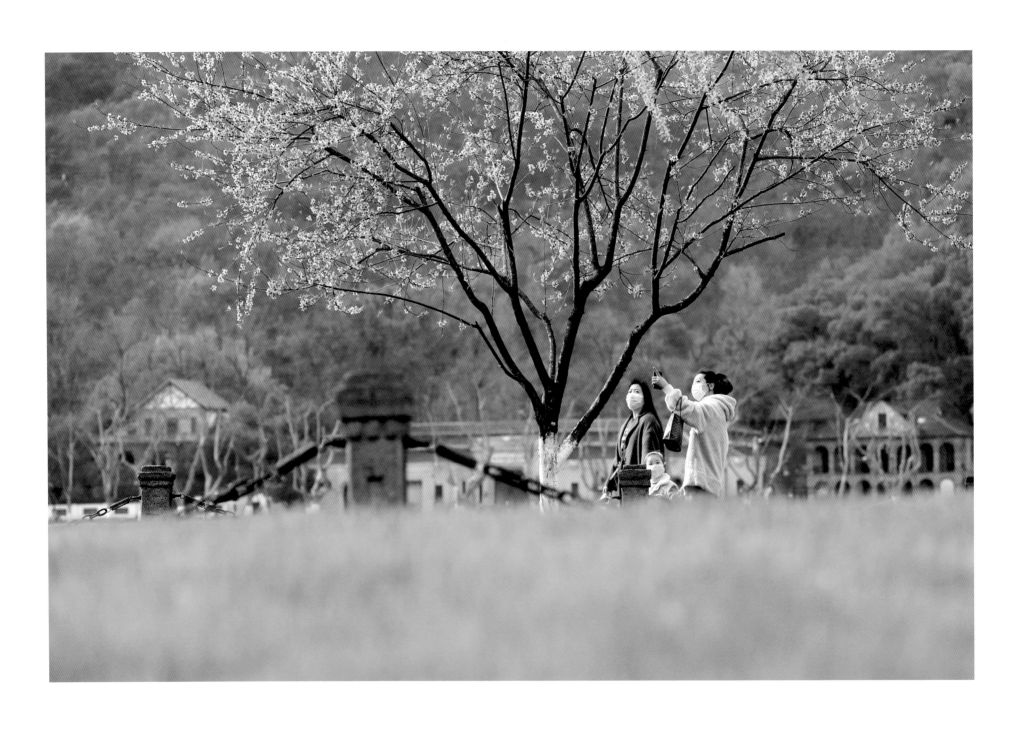

3月10日，杭城春风拂面，西湖白堤草如茵、柳如眉，桃花朵朵绽放，又是一派江南好春色。　　　魏志阳 摄

图1　杭绍台铁路全长 269 公里，共设 9 个站点，天台段内就有 14 座桥梁。为了保证在 2021 年 7 月顺利贯通，来自中铁一局架梁项目部的建设者全面有序复工，抓紧赶工期。
陈华 摄

图2　3 月 15 日一早，72 名返绍员工搭乘首批 4 辆"就业大巴车"，于 3 月 14 日从湖北省潜江市出发，在潜江当地警方、医护人员、人社局相关工作人员的安全护送下，历时 14 个小时，到达目的地绍兴。
袁云 摄

图3　3 月 17 日，西湖龙井明前茶开始大规模开采。在疫情之下，中国农业科学院茶叶研究所炒制车间的两排炒锅之间竖起了隔板。除此之外，炒茶工隔座而坐，保持安全距离。
王建龙　吕之遥 摄

1
———
2
———
3

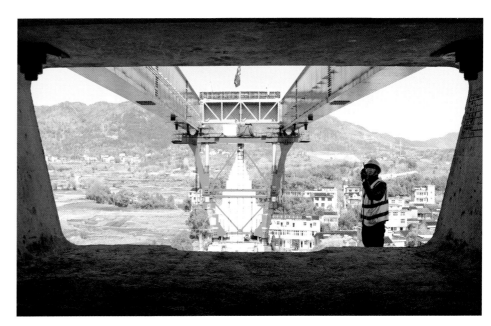

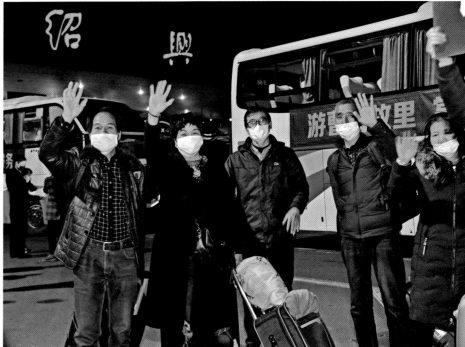

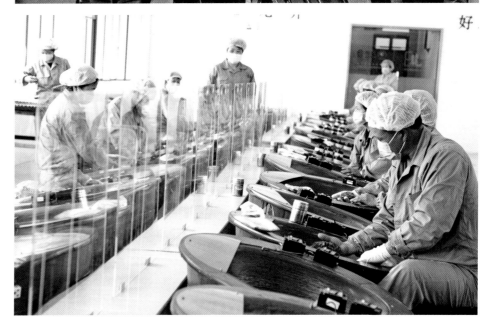

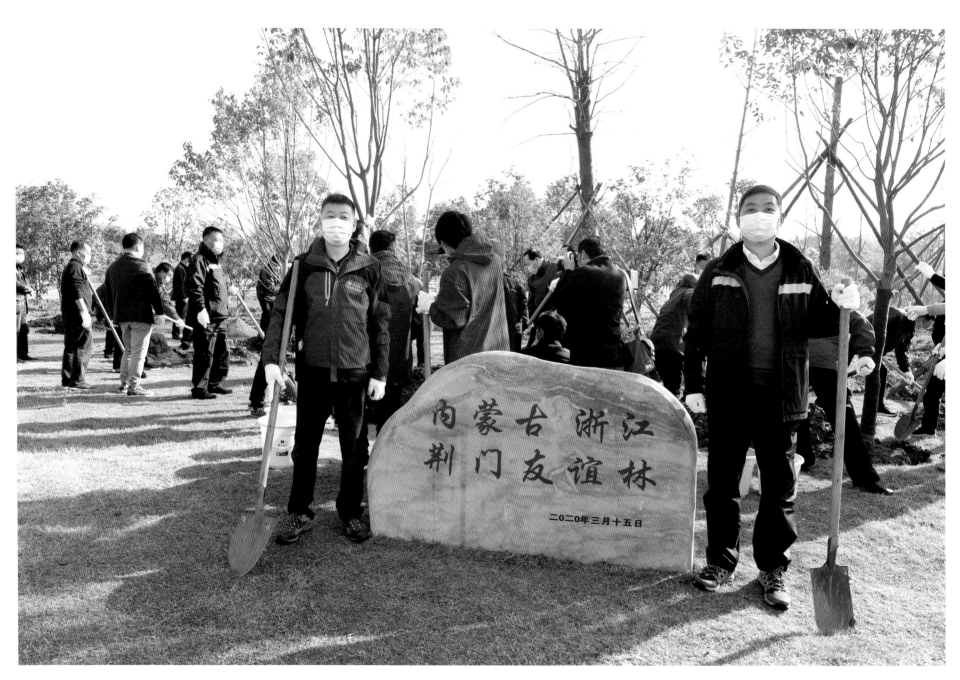

内蒙古　浙江
荆门　友谊林

二〇二0年三月十五日

3月15日，湖北省荆门市在荆门植物园举行春季义务植树活动。在这场战"疫"中，内蒙古自治区和浙江省的援荆门医护人员以实际行动践行了"救死扶伤、大爱无疆"的职业精神。此次植树活动，通过共栽"同心树"、共植"友谊林"，把内蒙古自治区、浙江省和荆门市人民的心连得更紧了。

胡元勇 摄

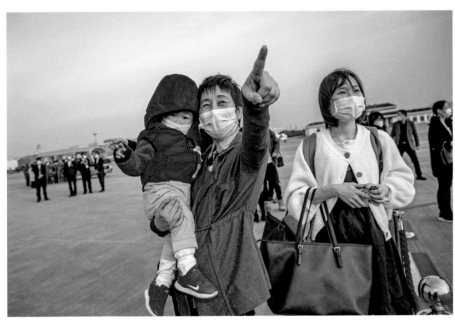

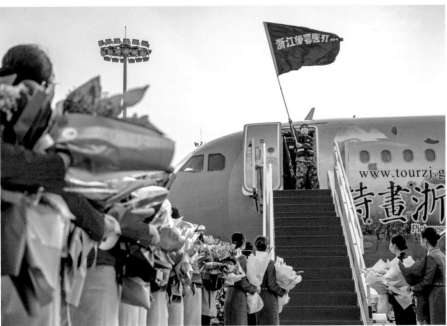

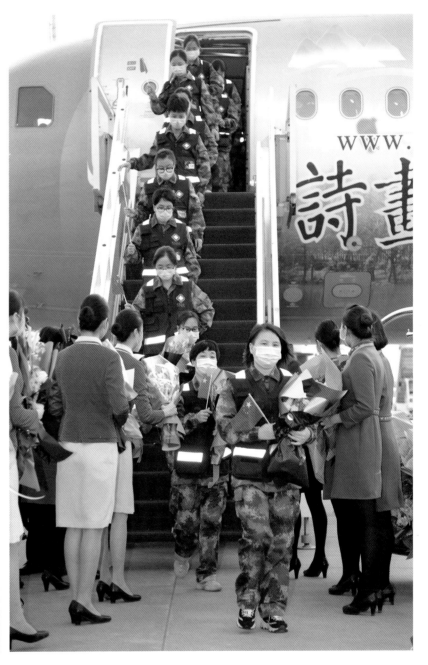

3月19日下午，浙江省支援武汉第二批医疗队的151名医护人员圆满完成任务回到杭州，这是浙江首支返回的援鄂医疗队。　　　　　　梁臻 李震宇 摄

图1　家属们在停机坪远远地迎接亲人回来。

图2、图3　凯旋的医护人员受到了英雄般的迎接。

1
2
3

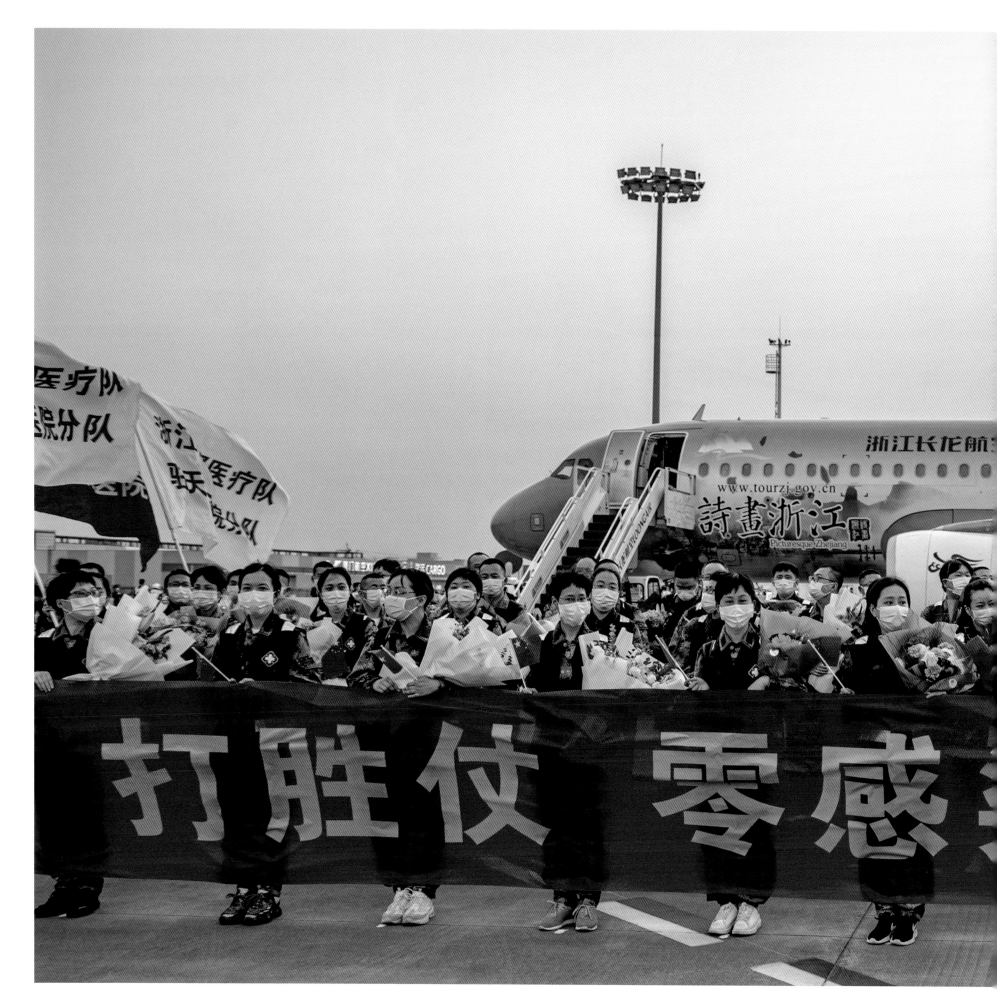

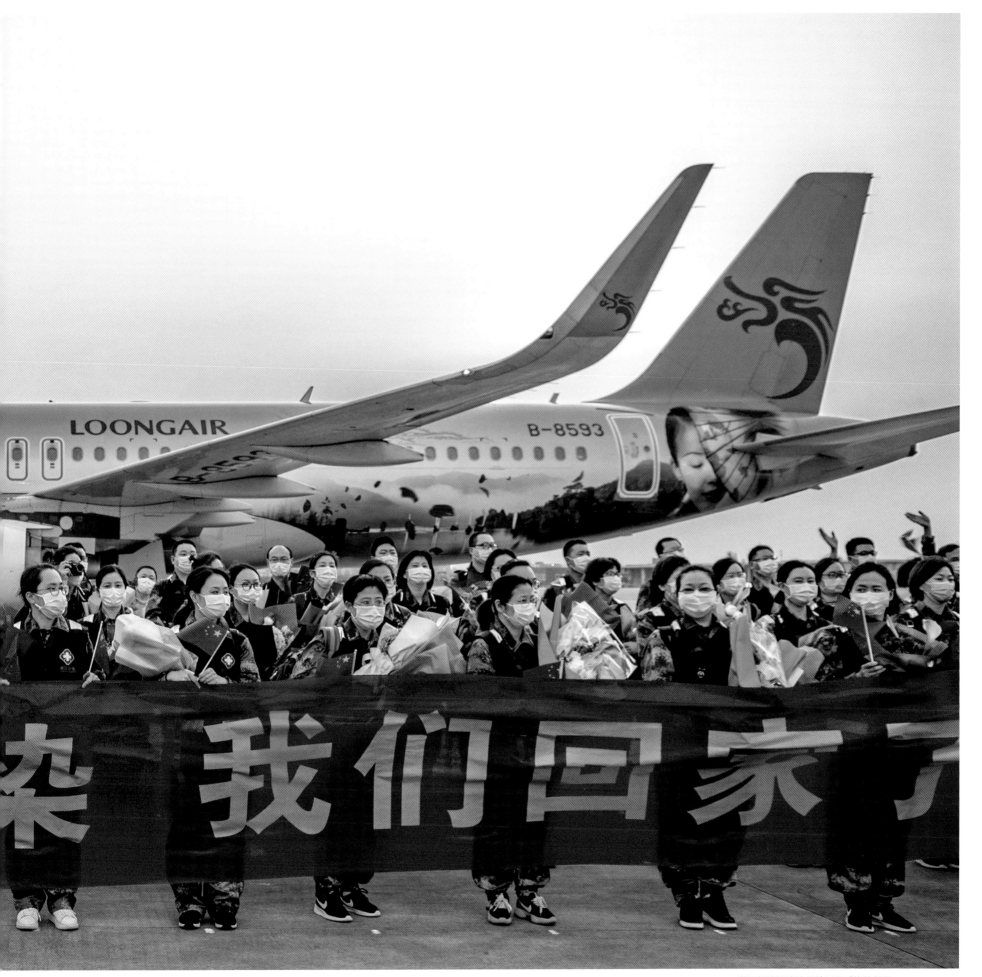

浙江援鄂医疗队保持了零感染的纪录。

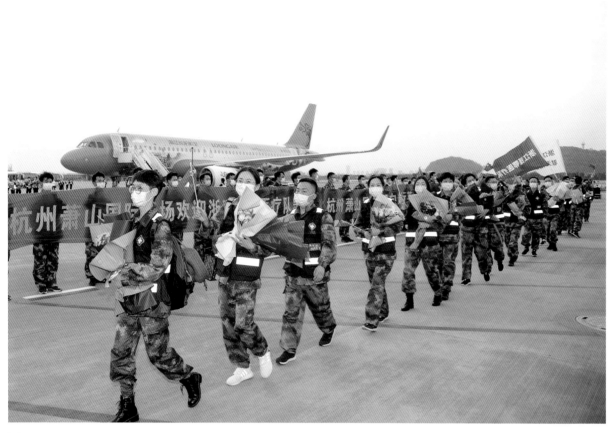

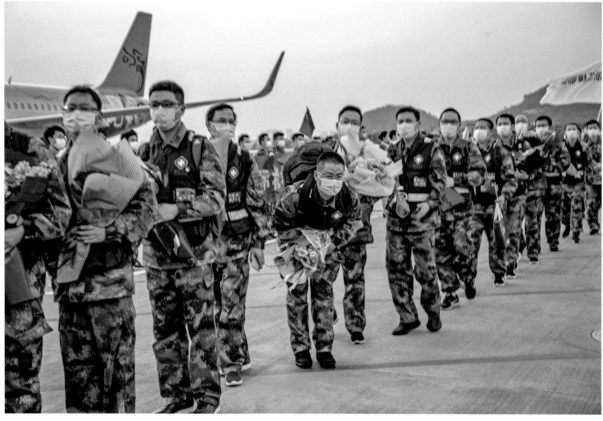

一名返程的医护人员向前来迎接的同事深深鞠躬。　　梁臻　李震宇　摄

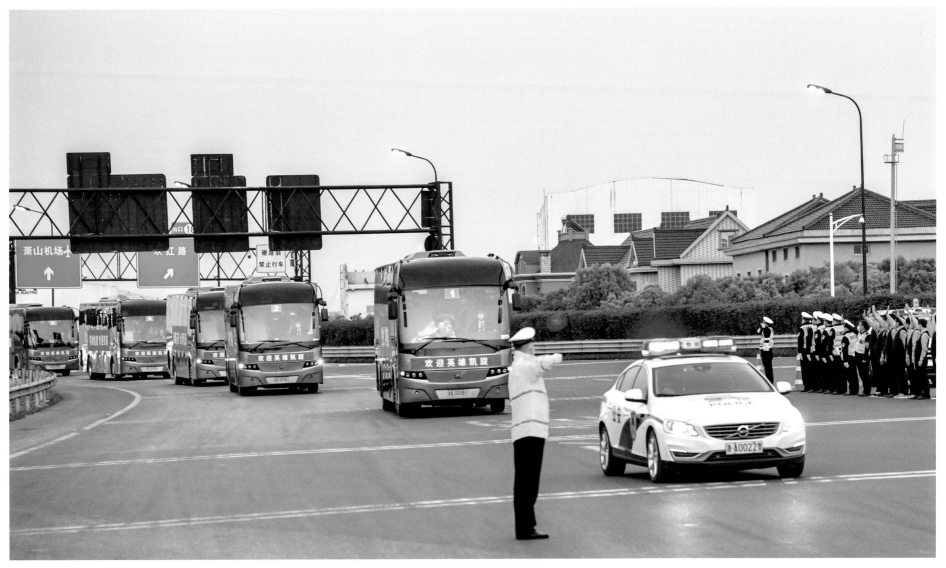

杭州高速交警在机场高速入口夹道致
敬，用最高规格礼仪欢迎英雄凯旋。

董旭明　吕之遥　摄

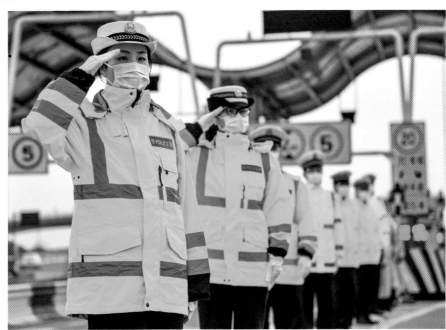

责任编辑：王　巍　王旭霞

文字编辑：吴嘉莉

装帧设计：巢倩慧

责任校对：朱晓波

责任印制：汪立峰


封面题字：江　吟

辑封文字：陆　遥　郑　文　沈听雨　黄慧仙


**图书在版编目（ＣＩＰ）数据**

　　战"疫"2020：浙江抗击新冠肺炎全景记录／浙江
日报全媒体视频影像部编. -- 杭州：浙江摄影出版社，
2020.4
　　ISBN 978-7-5514-2943-6

　　Ⅰ.①战… Ⅱ.①浙… Ⅲ.①日冕形病毒—病毒病—
肺炎—疫情管理—概况—浙江 Ⅳ.①R563.1

　　中国版本图书馆CIP数据核字(2020)第052085号


ZHAN YI 2020——ZHEJIANG KANGJI XINGUAN FEIYAN QUANJING JILU

**战"疫"2020——浙江抗击新冠肺炎全景记录**

浙江日报全媒体视频影像部　编

全国百佳图书出版单位
浙江摄影出版社出版发行
　　　地址：杭州市体育场路347号
　　　邮编：310006
　　　电话：0571-85151082
　　　网址：www.photo.zjcb.com
制版：浙江新华图文制作有限公司
印刷：杭州佳园彩色印刷有限公司
开本：889mm×1194mm　1/12
印张：13.5
2020年4月第1版　　2020年4月第1次印刷
ISBN 978-7-5514-2943-6
定价：168.00元